U0010407

過敏知多少 [新修訂版]

你需要知道的101個過敏知識

詹哲豪/著

全球醫管/鑑修

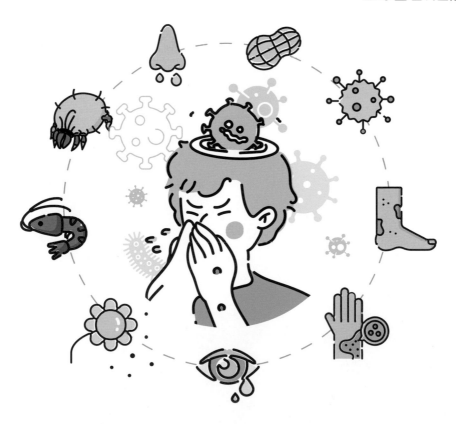

晨星出版

【自序】

過敏可算是一個「豬隊友」

二十年前，離開彰化秀傳紀念醫院後，在一些檢驗界朋友的慫恿下於台中執業。由於健保已全面開辦的關係，當時欲開設醫事檢驗所來服務民眾又能賺到錢的困難度極高，但股東們相信我「見識過人、武功高強」，認為我能「笑傲江湖」，在業界搞出一些名堂。於秀傳紀念醫院任職檢驗科暨醫學研究部技術主任時，不可否認是從代理過敏原特異性 IgE 定量檢查系統的廠商那邊學到了過敏檢驗相關的知識及嗅到商機。因此，除了檢驗所外，我們又籌設一家儀器試劑公司並順利取得過敏檢驗龍頭藥廠台灣分公司經銷商的資格，致力於抽血的過敏原檢查推廣，而檢驗所則成為全台最有特色的代檢中心，是許多中南部醫院、診所之過敏原檢驗的後送單位。

回想起來，這十幾年有沒有賺到錢，不太記得，只知道我確實賺到「友誼」與「知識」！團隊中我負責過敏檢驗的實驗室工作與教學，為了辦推廣說明會，讀了不少過敏的書和資料，以便向醫檢師介紹過敏原檢驗的免疫學原理及應用；與醫師討論該如何為病人選擇最合適的過敏原檢驗以及如何衛教，醫師則回饋我各種過敏病在臨床上的觀察與治療經驗，以及切磋高爾夫球技，相知相惜成好友，特別是耳鼻喉科及小兒科的良醫，如張巍耀、劉博仁、賴仁淙、何子建、曾梓展、林義龍、呂泓、曾德祥、王弘傑、廖文鎮、鄭煒達等醫師。

我把此書獻給你們！

2014 年春天，新作「健檢報告完全手冊」付梓後，一向致力推廣「科學普及化」的晨星出版事業集團，接續與我商議出版通識的、易讀的文明病相關書籍，我想到，現今有太多人受到過敏這種文明病所苦。過敏是一種「不適當」的免疫反應，在醫學院教學上流傳「免疫學像是外星人在講外星文一樣難懂」，加上過敏的臨床診治相當複雜，所以，我們有了出版《你需知道的 101 個過敏知識》一書的共識。

　　在著手整理資料及寫作的同時，等於又複習了一下我的專長——微生物免疫學，也決定了書的骨幹與我想表達的易懂「免疫常識」。大家都知道，人體免疫系統最主要的功能就是辨識外來入侵微生物、通知各個「免疫好隊友」合力來消滅它，保護我們免於疾病。但人體的免疫系統從遠古時代發展出來抵抗寄生蟲感染的能力，經過數萬年演化遺傳下來，至今為何會變成傷害自身組織的一種過度反應呢？這不禁讓我想起時下年輕人所流行的一句話：「不怕神一般的敵手，就怕豬一樣的隊友！」（若是在上個世紀我已著書，根本不會想到這樣貼切的名詞）身體不怕奇怪又兇狠的神敵手（讓我們生病的微生物），只怕搞不清楚狀況、到處扯後腿害自己的豬隊友（過敏免疫反應）。

　　您想輕鬆認識這個困擾人的「豬隊友」嗎？買書回去看看，並告訴我您真的認識它了嗎？

詹 哲 豪

二〇一七 丁酉年 夏

讓您輕鬆了解二十世紀最麻煩的文明病

　　雖然我們可以用一句話很輕鬆地解釋「過敏」——原本身體的一些免疫反應，因不適當或「過度」反而傷害了組織細胞，造成臨床病症。不過，根據醫界長年的臨床觀察與研究，過敏病症（特別是表現在皮膚方面的問題，易與其他病因所造成的皮膚病相互混淆）一直困擾著許多醫生和病人，理由是各式過敏病的引發成因相當複雜，亦牽涉到許多艱深的免疫學反應，加上臨床表徵又多樣化；除了遺傳因素外，詹博士在本書特別強調的生物過敏原的長期不當接觸更是造成過敏病的主因。在現今的環境充斥著許多污染因子、飲食物和習慣的改變及黑心食品、各種物理化學刺激下，使原本因遺傳體質加上接觸過敏原所引發的過敏病更加嚴重，難怪過敏被稱為「二十世紀最麻煩的文明病」。

　　皮膚是人體最大的器官，接觸各種過敏原及刺激物的機會最大。除了詹博士在書中所提到的因食物所引起的異位性皮膚炎、受理化刺激所加重的蕁麻疹，近年來大家愈來愈重視的是不同於一般過敏反應、過敏抗體IgE 並未參與反應的「接觸性皮膚炎」。我很同意詹博士在書裡所說的，這個扯後腿的「豬隊友」所引起的過敏病是不太容易完全根治的，但可以透過醫師教您的許多方法來改善症狀及遠離過敏原，對焦慮的現代人來說更顯重要，特別是皮膚病症的改善。根據我多年從事醫學美容的臨床經驗，舉凡：運用皮膚專科水相類原液，減少缺水肌病的不良率；亦可採用溫和純植物萃取油加以按摩滲透皮下，恢復健康肌的油水平衡；若遇血小板凝

聚型傷口，可運用高純度生長因子做為輔助美容治療，使傷口快速理想修復完成……都可以有效改善皮膚的問題，無論它是否因過敏所引起。

我與詹哲豪博士結緣於 2014 年由台灣台中晨星事業集團所出版的《健檢報告完全手冊》，透過全球醫院管理顧問股份有限公司我拜讀了此書，以詹博士在台灣從事多年臨床醫學檢驗及預防保健檢查的經驗，此書可說是「經典之作」。2017 年又見到詹君的新著《過敏 你需要知道的 101 個過敏知識》及《健康檢查 你需要知道的 101 個健康檢查知識》，從這兩本新書我又觀察到詹博士所學經驗之淵博，並且對於寫作的堅持及用心——將深奧的醫學知識以淺顯易懂的筆觸向一般民眾推廣，除了讓醫學普及化之外，也希望民眾能好好顧健康、保平安。

欣聞《過敏》一書在台灣受到大家的支持，晨星出版社與詹博士求好心切、更加精益求精，決定部分改寫再出版（含中國大陸發行的簡體版），我雖沒趕上初版，但樂於為二版寫序並強力推薦給兩岸多地的華人讀者！

陳 麗 嶺 _{敬上}

二〇一八　夏

・德明科技大學醫美講師十年經歷
・時任全球醫管大中華地區醫美
　事業群總顧問

CONTENTS

叁、過敏病的診斷與檢查

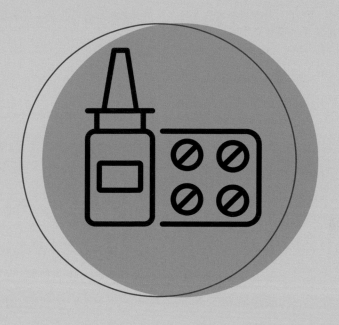

壹

認識過敏病

001 過敏是一種現代人常見的文明病

醫師說，台灣的過敏患者真的太多了，而且發生率逐年上升。這種已成為現代社會最常見的慢性文明病，不容小覷。

根據醫師在門診經常遇到的情況，病人說：「每天早上起床鼻子癢，狂打噴嚏、鼻水流不停！」「眼窩下方有黑眼圈，常被人誤解是睡不好或被揍？」「喘氣又咳嗽好幾個月，時好時壞？」「去公園晨跑時偶爾眼睛會紅癢。」「去渡假時一進入老飯店的房間，立刻覺得胸悶、呼吸急促！」「如電視上豬哥亮所說的：『吃這個也癢，吃那個也癢！』」如果您不時出現以上症狀，很有可能得了過敏病。

這些過敏症狀對很多人來說不陌生。隨著環境及飲食習慣的改變，過敏病已經成為現代社會最常見的慢性文明病。根據統計，台灣大約 30% 的人有**過敏性鼻炎**；**過敏性氣喘**患者占總人口數的 10%；而有**皮膚過敏、食物過敏**的人則為 5 ～ 10%。北部小朋友過敏比例高於全台平均值，北市國小學童自 1974 年起二十年間，氣喘的發生率增加了十倍。2013 年「台灣氣喘衛教學會」更指出，現今台灣有過敏病症的人高達七成，換句話說，**每十個台灣人就有七人是過敏患者**，這個數字夠嚇人吧！而根據衛生福利部統計處調查，2019 年因過敏性疾病就醫約有 355 萬人，其中又以 15 ～ 44 歲的就醫人數最多。所以，西方醫界認為，除了愛滋病外，沒有任何一種疾病像過敏一樣，患者增加的速度超快。而且愈是已開發、生活水準高的國家，過敏病就愈多。根據歐洲過敏免疫學會的報告，大概有三分之一的人曾為過敏病所苦。

醫師經常在門診時看到不少因過敏而不知所措的患者，有些人認為是天生體質不好；有人怪罪於遺傳因素；也常有人抱怨是現今的環境太差所造成，因此可見，過敏是一種文明病的看法已深植人心。

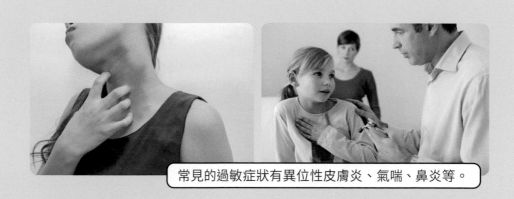

常見的過敏症狀有異位性皮膚炎、氣喘、鼻炎等。

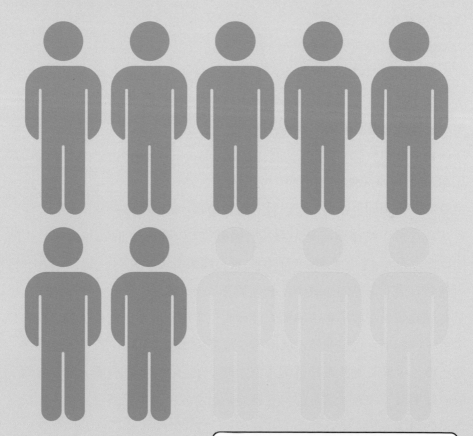

每十個台灣人，就有七個是過敏患者。

002 過敏病有什麼症狀？

我們習以為常的某些身體症狀可能都是因過敏所引起。除了儘快就醫診治外，您可以先了解許多過敏典型症狀及具有潛在的過敏誘發因子，來評估是否有過敏病和過敏體質。

　　過敏病症是一種嚴重又複雜的毛病。有些患者曝露在過敏原時，可能產生急性病狀。嚴重程度有輕也有重，從眼睛發癢到濕疹、鼻炎、結膜炎、支氣管收縮、嘔吐和腹瀉都可能出現，有些罕見病例還可能發生**全身性過敏休克（Anaphylaxis）**。

　　遺傳性過敏疾病的表徵會依誘發過敏的過敏原與過敏患者的年齡而有極大差異。在嬰兒時期最常見的是食物過敏（特別是蛋奶類食物），三歲後，大多數過敏兒童都具備有耐受這些食物的能力，此時吸入性過敏原則變成過敏的主要原因。

　　過敏反應所引起的臨床病症，除了因Type I 即發型過敏性休克反應（詳見 20 頁），被活化的肥大細胞內多種顆粒胞解破裂，釋出具有生理作用的化學媒介物和細胞激素，所引發的血管擴張、通透性增加及平滑肌收縮等臨床急症外，後續還常見有慢性的**過敏炎症**（allergic inflammation），例如皮膚反應（濕疹）或氣喘發作與之最有關聯。以下為各位讀者整理出（也可見右頁表）常見的過敏病症狀供參考。一、**氣喘**：咳嗽、呼吸急促、呼吸有喘鳴聲。二、**過敏性鼻炎**：流鼻水、噴嚏不停；鼻塞、鼻癢；喉嚨、嘴巴、嘴唇癢。三、**濕疹、蕁麻疹**：皮膚乾、癢；紅腫、疹、斑塊。四、**花粉症**：眼睛紅癢及眼瞼腫脹；流眼淚；嘴巴、呼吸道腫脹。五、**腹瀉、噁心、嘔吐**。不過，還是那句老話：「不舒服時還是要去看醫生，以找出真正的病因。」

過敏症狀

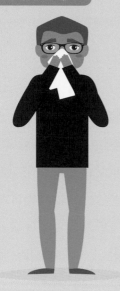

咳嗽	鼻子癢	流鼻水	打噴嚏
紅疹	搔癢	喘鳴聲	水泡
水腫	流淚	嘔吐	腹痛

台灣常見的過敏性疾病

病症名稱	發生部位	症狀
過敏性鼻炎	上呼吸道	清晨一直打噴嚏、流鼻水；鼻癢；鼻塞；眼圈下圍發黑。
氣喘	下呼吸道	胸悶；呼吸困難、喘鳴聲；慢性咳嗽。
過敏性結膜炎	眼睛	眼睛紅、癢、灼熱感；黑眼圈。
濕疹	皮膚	臉頰、耳後、頭皮、頸部、四肢關節等部位長出紅色小丘疹。
蕁麻疹	皮膚	紅斑腫塊出現在身上任何部位。
腸胃不適	腸胃系統	噁心、嘔吐；腹瀉、腹痛；腸絞痛。
過敏休克	全身性	血壓下降；呼吸肌和支氣管經痙攣；休克；窒息。

003 為什麼會發生過敏病？

因遺傳而導致有「過敏體質」的人，他們與外來的某些物質接觸後，體內的免疫系統比一般人容易「過度活化」，因而有了過敏病。

　　我在唸台大醫學院研究所時，有位免疫學女老師說，她留美時的美國教授曾說過：「免疫學就像外星人用外星文講述人體的事。」所以在此，我嘗試用「人類」的語言來說：當我們的身體受到外來物入侵時，體內的免疫系統（immune system）扮演著抵抗防禦的角色，也就是用盡一切作為來消滅、清除外來物。但當免疫系統「誤判」原本無害的外來物且過度反應時，大量的免疫細胞發揮功能，釋出多種化學介質（原本是為了破壞外來入侵物），連自己的組織也遭殃，引起支氣管收縮（氣喘）、刺激黏膜（流鼻水、打噴嚏）、充血（眼睛和皮膚紅癢）等生理症狀即是過敏。

　　顧名思義，「過敏」就是所謂的「過度反應」。英文 allergy 源自於希臘文 allos 和 lergos 二字的合體，意思是「不正常的反應」（atopy）。醫學上的說法是：過敏是指某些人與外界的物質接觸後，以免疫抗體 IgE 為媒介（可參見 20 頁）所引發免疫系統過度活化，而造成體內的生理病徵及發炎症狀。至於引發過敏的物質也屬於一種抗原，但在此特別以**過敏原**（allergen）來稱之。換句話簡單說，病人先要有遺傳而來的過敏體質，再加上與環境中的過敏原長期接觸，便會發生過敏病。有關過敏與遺傳的關聯可參見後文。

　　但從百年來至今，遺傳基因並沒有什麼改變，為何過敏病會愈來愈多呢？這可能與代謝症候群或過度瘦身（體質變差）、接觸到環境過敏原的機會增加（如大量使用空調系統、門窗緊閉，導致室內過敏原濃度增加）及空氣污染有關。另外，最近有個名為「衛生假說」的理論相當受到矚目。現代的生活環境較衛生，廣泛的疫苗施打及抗生素過度使用，雖然使嬰幼

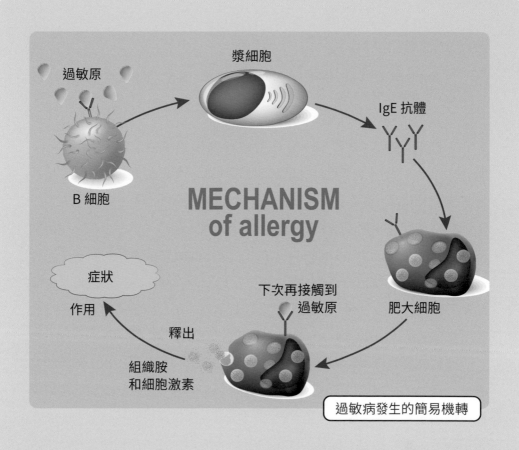

過敏病發生的簡易機轉

兒感染病原體的機會下降，但也就是太「衛生」了，免疫系統得不到足夠的「訓練」。研究發現，嬰幼兒在小時候若能適度得到一些革蘭氏陰性菌的感染，有助於訓練嬰幼兒的免疫系統朝向正常「訓練」反應發展，假如嬰幼兒沒機會接觸這些細菌，則免疫系統容易停留在嬰兒時期「沒有成長」的反應，結果是過敏病愈來愈多。

004 過敏免疫反應

欲談複雜的過敏性（allergic；atopic）疾病，要先了解免疫學上的過敏反應（hypersensitivity）是什麼？

　　人類的免疫系統對入侵的外來物質會產生**免疫反應**（immune response），其目的不外乎是為了抵抗外來物、保護組織細胞，以免生命受威脅。但免疫反應在某些時候對某些個體而言並非全然有益，個體有時候可能因**免疫反應**或與**免疫細胞間的交互作用**而導致組織傷害甚至病變。**過敏反應**（hypersensitivity；allergic reaction）是指個體先前曾「認識」了某種外來物，刺激免疫系統產生免疫球蛋白（immunoglobulin）及活化了免疫細胞，而後當再次「遇到」該物質（或類似物）時，因過度或不適當之反應所造成的組織病理傷害。

　　任何能引發過敏的物質統稱為**過敏原**（allergen）。過敏原的種類相當廣泛，包括結構複雜的異種蛋白、多胜肽類、酵素、植物和食物的脂溶性抽取物、各種外來微生物的成份，也有小分子、無抗原性的半抗原（hapten）如甲醛、金屬鹽類等，與體內的蛋白質結合後可能會引起過敏反應。過敏原進入人體的方式有**吸入**、**吃進來**、**接觸**（如染髮劑）或**注射**（如盤尼西林）。過敏會不會發生與是否有機會**反覆接觸**過敏原以及個體的**感受力**有關，而感受力即是所謂的「過敏體質」，這又涉及了遺傳。

　　基本上，過敏反應可分成四種類型，依反應發生時間的快慢，又可分成 Type I ～ III 即發型和 Type IV 遲發型過敏反應兩大類，特將之整理於右頁表供各界參考。

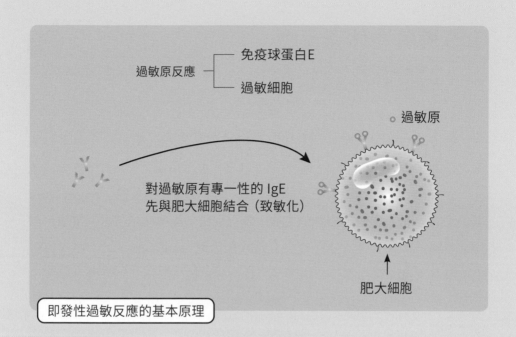

過敏原反應 ─┬─ 免疫球蛋白E
　　　　　　└─ 過敏細胞

過敏原

對過敏原有專一性的 IgE
先與肥大細胞結合（致敏化）

肥大細胞

即發性過敏反應的基本原理

分　類		特　性
即發型過敏反應（Immediate hypersensitivity；ITH）又稱為**抗體促成性過敏反應**（antibody mediated hypersensitivity）	Type I：過敏性休克反應 Type II：抗體依賴性細胞毒殺過敏反應 Type III：免疫複合物促成性過敏反應	與體內的循環性抗體有關。反應發生非常迅速，個體若未死亡，反應也很快消失。
遲發型過敏反應（delayed type hypersensitivity；ITH）又稱為**細胞促成性過敏反應**（cell mediated hypersensitivity）	Type IV：T 細胞促成性過敏反應	與 T 細胞有關。反應發生緩慢（需 1 ～ 2 天潛伏期），可持續數天。主要是曾辨識過外來抗原的 T 細胞再度接觸到抗原後被活化、增生，並釋放出各種媒介物作用於巨噬細胞、淋巴細胞、單核球等，導致細胞滲入與組織發炎等病變。

005 過敏性休克反應

一般常說的過敏（allergy；atopy），主要是因過敏性休克反應（Type I 即發型過敏反應）所引發的臨床病徵。

　　從上頁表可知，即發型過敏反應因參與反應的抗體和免疫細胞的不同，又可分為 Type I ～ III 三種類型，分述於下三章：

　　Type I 即發型過敏反應正式的名稱為**過敏性休克反應**（anaphylactic hypersensitivity），其反應快速生成、消退也快，與免疫球蛋白（**抗體**）有很大關聯，常見的全身性過敏症為**過敏性休克**（anaphylaxis）；局部的則是花粉症、過敏性結膜炎、腸胃炎、鼻炎、氣喘、濕疹、異位性皮膚炎、蕁麻疹等。以下配合右頁圖示，簡單說明由**免疫球蛋白 E**（IgE）所引發的過敏反應。

　　小時候，我們首次吸入**塵蟎的糞便**或吃入**蛋白、牛奶、蝦蟹**，過敏原的抗原成份被 B 細胞所認識（如①）。B 細胞「通知」漿細胞產生許多可與過敏原結合的**特異性 IgE** 於血中（如②）。**特異性 IgE** 與位於局部組織黏膜上的肥大細胞、嗜鹼性球接合且「待命」（如③）。當下次再接觸到相同過敏原時，眼結膜（花粉症）、呼吸道（氣喘、鼻炎）、腸道、皮下（濕疹、異位性皮膚炎、蕁麻疹）組織中被 Sp. IgE **致敏化**（sensitized）的肥大細胞（mast cell），會透細胞表面的 IgE 與過敏原結合（如④）。起動一連串的細胞內反應，肥大細胞內的多種顆粒會胞解破裂，釋出**組織胺**（histamine）、**前列腺素**（prostaglandins）、血清胺（serotonin）、動素類（kinins）等具有生理作用的化學媒介物和細胞激素（如⑤）。這些化學物質可引發血管擴張、通透性增加及平滑肌收縮，造成臨床症狀。此型過敏症較麻煩的是還會陸續引起**過敏炎症**（allergic inflammation），致病機轉頗為複雜，參與的免疫細胞如嗜酸性球（eosinophil）及化學物質更多。

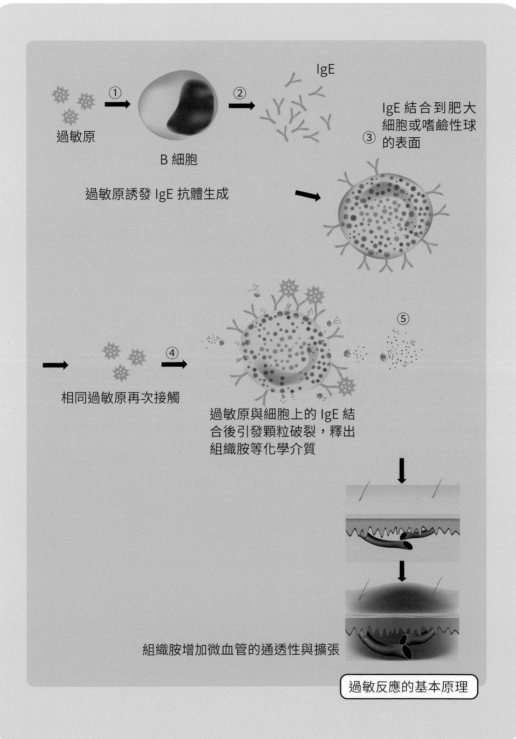

過敏原

① B 細胞

過敏原誘發 IgE 抗體生成

② IgE

③ IgE 結合到肥大細胞或嗜鹼性球的表面

相同過敏原再次接觸

④ 過敏原與細胞上的 IgE 結合後引發顆粒破裂，釋出組織胺等化學介質

⑤

組織胺增加微血管的通透性與擴張

過敏反應的基本原理

006 抗體依賴性細胞毒殺過敏反應

自體免疫疾病、不當的輸血和器官組織移植之排斥反應也是屬於一種因即發型過敏反應所引發的病症。

Type II 即發型過敏反應正式的名稱為**抗體依賴性細胞毒殺過敏反應**（antibody-dependent cytotoxic hypersensitivity），參與的抗體是 IgG 和 IgM，補體可有可無；參與的細胞為巨噬細胞（吞食化解過敏原）、殺手細胞（毒殺破壞作用）、其他巨噬細胞（補體免疫調理吞噬作用）。除了吞噬及毒殺作用外，補體活化所致的細胞溶解也是此型過敏反應之作用機制。

因 Type II 即發型過敏反應所引起的臨床病症有以下。

一、同種異體免疫

1. 不當輸血反應：因血型不合的受血者血液中，含有對抗外來紅血球的同種異體血球凝集素（isohemagglutinin），與紅血球上的抗原反應後，引發補體活化或免疫調理作用而導致紅血球溶解（右頁上圖）。抗血型 ABO 抗原的抗體常是 IgM，其他血型抗原所誘發產生的抗體為 IgG。

2. Rh 血型不合：Rh 陰性女與 Rh 陽性男生子，若第二胎生下 Rh 陽性的嬰兒時，會因 Rh 血型不合而導致新生兒溶血病。

二、自體免疫疾病

如自體免疫溶血性貧血（autoimmune hemolytic anemia）、古德帕斯德氏症候群（Goodpasture's syndrome）、肌無力重症（myasthenia gravis）等病症。

三、組織或器官移植之排斥反應

超急性移植排斥反應，在移植完成後數分鐘至兩天內發生，抗體立即與移植細胞作用。

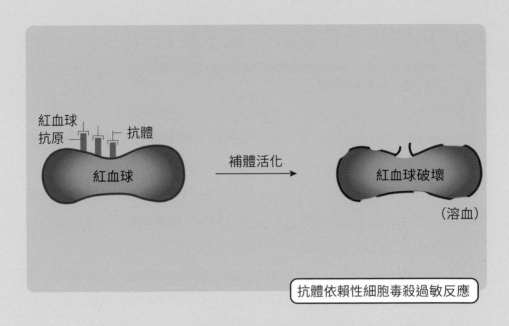

紅血球
抗原　　抗體
紅血球

補體活化 →

紅血球破壞

（溶血）

抗體依賴性細胞毒殺過敏反應

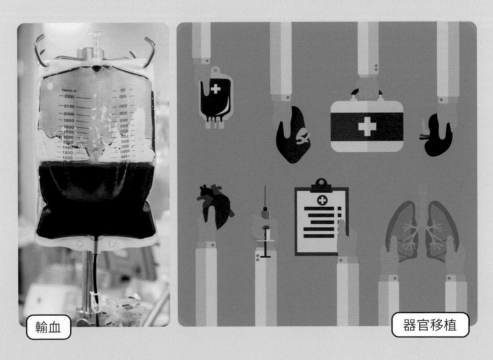

輸血

器官移植

007 免疫複合物促成性過敏反應

因抗原抗體免疫複合物所引起的即發型過敏反應,是造成阿瑟氏反應、血清病
及某些自體免疫疾病的主因。

　　Type III 即發型過敏反應正式的名稱為**免疫複合物促成性過敏反應**
(immune complex mediated hypersensitivity)。當分子量很小的溶解性抗
原與抗體反應後形成免疫複合物,此免疫複合物需透過網狀內皮細胞來清
除,有時卻因清除不全而導致免疫複合物促成性過敏反應。由免疫複合物
所造成的疾病大致可分為三類,整理於右頁表供參考。

　　參與此型過敏反應的多為溶解性抗原,抗體則以 IgG、IgM 為主,且
需要補體系統的參與。免疫複合物可引起發炎反應,加上補體活化後的
Ca、C_5a 片段,導致更強的過敏毒性與化學吸引性(如右頁圖)。

　　多形核球釋出各種酶,肥大細胞放出血管活化胺及組織胺等引起發炎
反應,複合物也會導致血小板聚集,形成栓塞、缺血與壞死。如果抗原過
量時,免疫複合物在體內到處可見,特別在皮膚、腎臟、關節等處會沉積
下來,引起全身性發炎症狀或局部組織傷害病徵。

　　因 Type III 即發型過敏反應所引起的病症有阿瑟氏反應(Arthus
reaction)、血清病(serum sickness)、類風濕性關節炎(rheumatoid arth-
ritis)、全身性紅斑狼瘡(systemic lupus erythematosus;SLE)、自體免疫
性糖尿病、鏈球菌感染後腎小球腎炎(poststreptococcal glomeruloneph-
ritis)或風濕熱等。

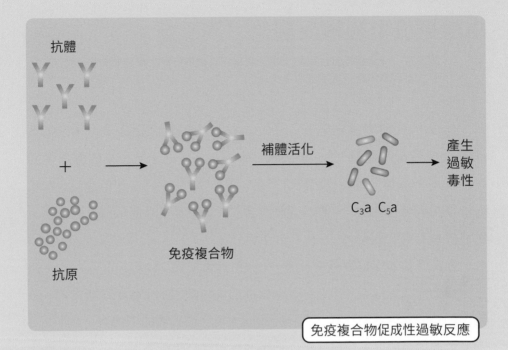

抗體

+

抗原

免疫複合物

補體活化

C₃a C₅a

產生
過敏
毒性

免疫複合物促成性過敏反應

分類	抗原	致病原因	複合物 沉積部位	病例
持續性 感染	各種 微生物 抗原	低度持續性感染伴隨微弱的抗體反應，導致慢性免疫複合物形成並沉積在組織中。	受感染器官、皮膚、腎臟、血管等。	某些球菌感染造成的心內膜炎、腎炎；寄生性原蟲感染病；病毒性肝炎。
自體免疫 併發症	自體 抗原	因不斷對自體抗原產生抗體，造成長期存有免疫複合物，當複合物的量超過清除細胞的負荷時，複合物便開始沉積在組織中。	腎臟、關節、皮膚、動脈血管等。	全身性紅斑狼瘡；類風濕性關節炎。
外因性	環境 抗原	重複吸入來自植物、黴菌或動物性的抗原物質後，在肺部因 IgG 與抗原形成的免疫複合物所引起的過敏性疾病。	肺	農夫肺病；飼鴿者病（外因性過敏性肺泡炎）。

008 遲發型過敏反應

遲發型（細胞促成性）過敏反應，與即發型過敏不同，需要幾天的反應期，最常引起的過敏病為接觸性皮膚炎。

Type IV 遲發型過敏反應（delayed type hypersensitivity）正式的名稱為**細胞促成性過敏反應**（cell mediated hypersensitivity）。有時常與上述的 Type I～III 即發型過敏反應同時存在，現已知有多種不同型的免疫反應都可能產生遲發型過敏，在臨床上不易界定。有關此四型過敏反應的比較，整理於右頁表供參考。

參與**T 細胞促成性過敏反應**（T cell mediated hypersensitivity）的主要是微生物抗原，在過敏反應則是以蛋白質、植物或化學性半抗原為主，而抗體和補體並未參與反應。在細胞方面主要是**被致敏的 T 細胞**，T 細胞受到激化後引發一連串過敏作用。曾被抗原致敏的 T 細胞上之接受器，再度與相同的過敏原接觸後，導致 T 細胞活化，被激化的 T 細胞除了破壞外來抗原外，在某些人身上（即俗稱有過敏體質的人）造成過敏反應。

臨床上因 Type IV 遲發型過敏反應所造成的病症，最常見的是**接觸性皮膚炎**（contact dermatitis）。這是指對特定物質如鎳、甲醛、磺胺劑、化妝品、漆酚、常春藤等所引起的皮膚過敏。當表皮首次接觸到這些物質後，即與皮膚組織內的蛋白質結合成「完全抗原」，使得個體對之發展出過敏反應。若再度碰到時便發生接觸性皮膚炎，出現紅斑、發癢、水腫、起水泡及壞死。

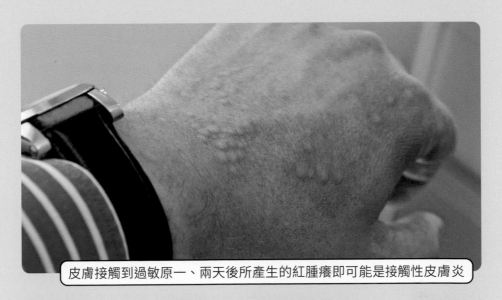

皮膚接觸到過敏原一、兩天後所產生的紅腫癢即可能是接觸性皮膚炎

比較項目 過敏反應	作用細胞	參與抗體	補體活化	說明	時間	過敏病症
Type I： 過敏性休克反應	肥大細胞、嗜鹼性球	IgE	否	肥大細胞或嗜鹼性球上的 IgE 與過敏原結合，促使細胞放出如組織胺的化學媒介物，造成各種發炎或過敏症狀。	15～30分鐘	氣喘、過敏性鼻炎、異位性皮膚炎、蕁麻疹。
Type II： 抗體依賴性細胞毒殺過敏反應	—	IgG IgM	是	此過敏反應需要 IgG、IgM 及外來抗原結合，引起過敏病症。	6～12小時	輸血不當、新生兒溶血、急性器官移植排斥。
Type III： 免疫複合物促成性過敏反應	—	IgG IgM	是	未被網狀內皮系統清除的抗原抗體免疫複合物，反而引起過敏病症。	6～12小時	血清病、全身性紅斑狼瘡、類風濕性關節炎。
Type IV： T 細胞促成性過敏反應	T 細胞、巨噬細胞	—	否	與細胞性免疫相似，主要是被致敏化的 T 細胞參與反應，受到激化後產生過敏作用。	24～72小時	肉芽腫、接觸性皮膚炎。

009 引起過敏反應的免疫球蛋白

人體各種免疫球蛋白（Ig）中，以 IgE 與即發型過敏免疫反應（atopic reaction；allergy）最有關係。

　　抗體（antibody；Ab）存在於所有脊椎動物的血漿或組織液中，由淋巴細胞與外來物（抗原；antigen）接觸後所誘導產生，能**專一地**與引發其生成的抗原物質結合。抗體分子結構是一種球蛋白（globulin），這些可溶於水的球蛋白因分子量不同（92～120K dt.）依序有 α_1、α_2、β、γ 四類球蛋白。大部份與免疫有關的抗體分子又名為**γ 球蛋白**或**免疫球蛋白**（immunoglobulin；Ig）。

　　抗體分子是由兩條不同型的多胜肽鏈構成一種四鏈的基本單元，兩條重多胜肽鏈（H 鏈；**重鏈**）相互連結構成骨幹，一端的外圍兩側再以雙硫鍵和兩條輕多胜肽鏈（L 鏈；**輕鏈**）相連接而成，因此一個基本的抗體分子結構形成對稱的兩個半面，每一面均有一條 H 鏈與 L 鏈，結構外觀類似英文字大寫的 Y（見右頁圖）。免疫球蛋白依照性質**不同的 H 鏈**以及**單體數量**而分為五大類抗體，分別名為 IgG、IgA、IgM、IgE 和 IgD。

　　依據抗體分子結構的巨觀形狀來看，IgG、IgE 和 IgD 均由一個四鏈單元構成的單體，以所有免疫球蛋白量最多的 IgG 為例，其分子呈長橢圓狀（見右頁圖）。IgA 是存在於外分泌物中主要的**雙體**免疫球蛋白，此分泌型 IgA 為呼吸道、腸胃道、泌尿生殖道、口腔等部位黏膜中的漿細胞（plasma cell）所製造，局部比全身性感染時更易生成 IgA。IgM 則是五個四鏈單元所構成的**五聯體**，其立體結構較似圓球狀。

　　單體的免疫球蛋白 L 鏈、H 鏈均可劃分為**不變區**（constant region；**C 區**）和可變區（variable region；**V 區**），可變區是指抗體單體前端可與抗原分子接合的部位，因此又名為**抗原結合位**（antigen-binding site）；而不變區

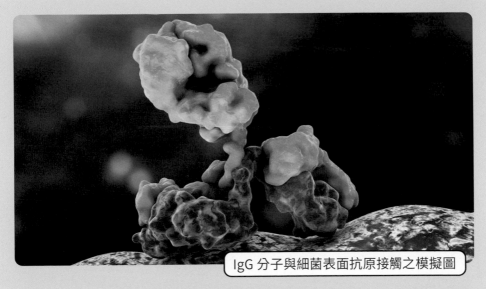

IgG 分子與細菌表面抗原接觸之模擬圖

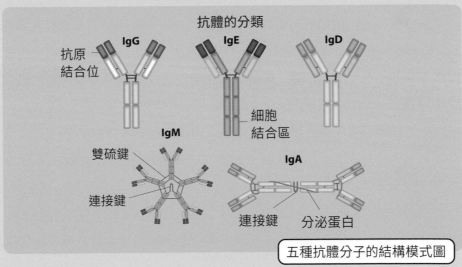

五種抗體分子的結構模式圖

通常是指抗體單體尾端可與**免疫細胞結合的部位**。

　　以與過敏最有關聯的 IgE 來說，其量只占全部 Ig 的 0.01%，過敏患者體內大多數的 IgE 是利用不變區結合到組織黏膜的**肥大細胞**或嗜鹼性球細胞膜上，因此血中的 IgE 量很低。雖然在過敏發作時 IgE 的量會大增，但是用抽血的體外檢測還是不易測得到。

010 與過敏有關的免疫細胞

人體各種與免疫作用有關的血液、體液和組織細胞中，以淋巴細胞、嗜鹼性球及肥大細胞與過敏最有關聯。

脊椎動物的免疫系統（immune system）是一種複雜的「細胞網路」系統，由數種不同型的細胞群（組織）所組成，其中的吞噬細胞是所有脊椎動物體內共同的重要防線，而淋巴細胞與淋巴器官之演進則是動物免疫系統的重要發展。淋巴系統的功能主要是產生**具有高度專一性的反應**，使動物的免疫系統能準確地認出非自體的外來物，並將之消滅，以保護個體本身。

所有免疫系統的細胞都是源自於骨髓（bone marrow）的**多潛能幹細胞**（multipotential stem cell）分化而來，其途徑如下。一、骨髓系統路徑：產生**吞噬細胞**及其他**血液細胞**。骨髓系統分化出紅血球、血小板、多形核顆粒性白血球（polymorphonuclear granulocyte）及單核球（monocyte）。二、淋巴系統路徑：產生**淋巴細胞**。分化生成各種淋巴球（T 細胞、B 細胞）。三、第三族群細胞：包括天然殺手細胞（natural killer cell；NKC）及殺手細胞（killer cell；KC）。

由於過敏也是屬於一種免疫反應，直接或間接參與的細胞其實很多、很複雜，在此，特別指出與前文提及的即發型和遲發型過敏反應相關的細胞有：

一、多形核顆粒性白血球：不具專一性的吞噬及細胞顆粒胞解作用，以消滅外來物質，如**嗜鹼性球**（basophil）。

二、淋巴細胞：1. 與體液性免疫（humoral immunity）、負責**製造抗體**有關的 **B 細胞**（B cell），可分化成熟為漿細胞（plasma cell）或記憶細胞（memory cell）。2. 與細胞性免疫（cellular immunity）有關的 **T 細胞**（T

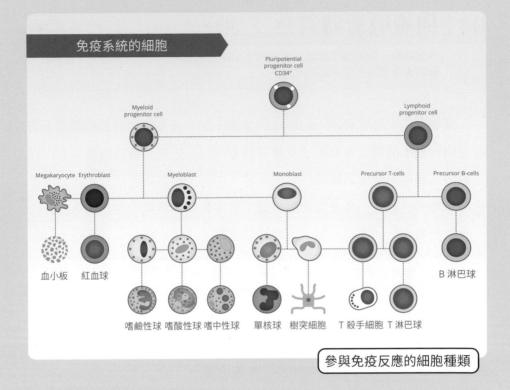

免疫系統的細胞

Pluripotential
progenitor cell
CD34+

Myeloid
progenitor cell

Lymphoid
progenitor cell

Megakaryocyte Erythroblast　　Myeloblast　　　Monoblast　　Precursor T-cells　Precursor B-cells

血小板　　紅血球　　　　　　　　　　　　　　　　　　　　　　　　　　B 淋巴球

嗜鹼性球 嗜酸性球 嗜中性球　　單核球　樹突細胞　　T 殺手細胞 T 淋巴球

參與免疫反應的細胞種類

cell），可分化為各類 T 細胞如 T 協助細胞（T_H）、T 毒殺細胞（T c）。

　　三、組織上的細胞：如**肥大細胞**（mast cell）。廣義來說，肥大細胞也是一種顆粒型白血球，故過去有它是一種位於組織上的類嗜鹼性球之稱呼。肥大細胞可分兩種：黏膜（mucosal）肥大細胞和結締組織（connective tissue）肥大細胞，其中黏膜肥大細胞（MMC）必需依賴 T 細胞才能增殖。肥大細胞類似嗜鹼性球，皆含有肝素、組織胺、SRS-A 及 ECF-A 等化學介質。肥大細胞受到過敏原的刺激會發生顆粒胞解作用。

011 何謂過敏體質？

「易過敏」的人與「正常」人不同，因體內免疫反應的差異而導致容易過敏，此即是擁有所謂的「過敏體質」。

　　無論是在中西醫界或一般民眾的認知，現今大多明白過敏病的發生與所謂的「過敏體質」有關。後文會有專章介紹「認知過敏病的真正原因」及類似「過敏與遺傳的關聯性」等內容，在此，我想以免疫學的觀點來簡述是怎樣的「體質」易讓人有過敏症。這需要讀者參見或回想前文提到的「過敏反應」。

　　簡單說，「正常」人與「易過敏」的人，因體內**免疫反應的差異**而導致容不容易過敏，此即是所謂的「過敏體質」。

　　一、有過敏體質的人在首次接觸到過敏原後，抗原成份被 B 細胞所認識，B 細胞「通知」漿細胞產生可與過敏原結合的**特異性 IgE** 於血中的**量比正常人多**，換句話說就是**此免疫反應較活躍**。

　　二、有過敏體質之人身上各黏膜組織的肥大細胞比正常人多且易被 IgE 致敏（IgE 容易接合上肥大細胞）。

　　三、有過敏體質的人再次遇到過敏原時，他體內已被致敏的過敏細胞比正常人更容易結合過敏原，引發後續一連串的過敏生理反應。

　　四、有過敏體質的人，體內已被致敏的肥大細胞及嗜鹼性球不僅量多也較活躍，也有可能因基因遺傳理由，他們的這兩種細胞上的顆粒較多且容易破裂釋出化學介質和細胞激素。

　　五、可能因基因遺傳，會過敏的人其一些器官或部位的組織對肥大細胞所釋出的化學介質和細胞激素比較「敏感」，易產生過敏生理症狀。

　　六、最後有可能是會過敏的人其免疫細胞（如嗜酸性球）量多也較活躍，容易表現出後續的**過敏炎症**（allergic inflammation）反應。

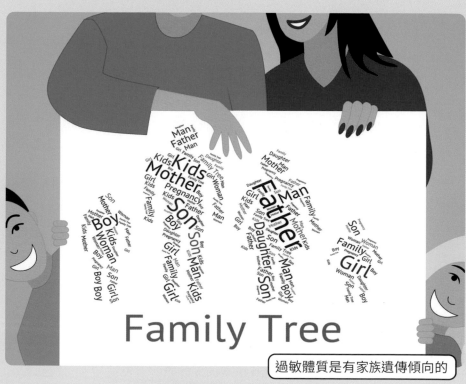

過敏體質是有家族遺傳傾向的

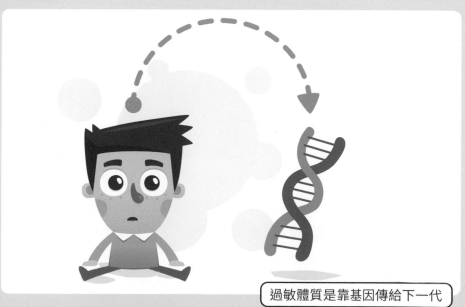

過敏體質是靠基因傳給下一代

012 認知過敏病的真正原因

醫師常說，事出必有因，想要診治過敏病的第一步，就是先找出引起過敏病的真正原因。

我們經常聽過一句話「知己知彼，百戰百勝」，而醫師們也常講：「想要徹底解決過敏的首要工作，就是要瞭解到底是什麼原因造成過敏體質。」不論您的過敏病症是什麼？總之，過敏發生必有因，想要根治過敏病的第一步，就是先找出自己過敏的真正原因。

根據醫師的臨床經驗及學理，將常見過敏病的成因與治療方法簡單整理如下供參考。

一、基因遺傳、外來過敏原環境、食品污染物、飲食失調、營養失衡、自律神經失調（因壓力、睡眠障礙、溫濕度變化、運動量大或不運動所引起）等，這些就是造成或驅動過敏性鼻炎、氣喘、異位性皮膚炎、過敏性結膜炎、腸胃過敏、蕁麻疹、中耳積水、偏頭痛、慢性疲勞等過敏症狀的源頭。想要徹底告別過敏，就不能忽視以上這些原因。

二、這些過敏病可用藥物、避開過敏原、營養療法（如益生菌、好油、抗氧化劑、鋅、硒、多醣體）、充足睡眠、適度緩和運動、紓壓等方式來改善及治療。其中營養療法的功用是可調節免疫力、抗發炎、抗氧化、協助肝臟排毒以及改善腸漏症。

想要找出過敏的原因，除了尋求醫生的幫助以外，也可以從家人的身體狀況開始觀察，因為當父母有過敏時，孩子具有過敏體質的機率也會大幅增加。即便如此，也不用太擔心，雖然過敏體質無法改變，但是卻能從日常生活著手，例如環境整潔、飲食習慣及生活作息等，平時也可以注意自己的身體狀況，觀察誘發自己過敏的過敏原因是什麼，並進一步調整身體狀況，雖然過敏基因天注定，但後天保養才是王道。

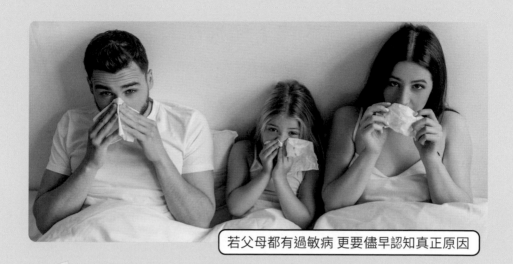

若父母都有過敏病 更要儘早認知真正原因

改掉生活NG行為，降低過敏發生

☞ 愛吃冰冷食物－吃冰會影響氣管收縮，如果擁有氣喘症狀，或是天氣變化大容易咳嗽的人，還是盡量少吃。

☞ 不常打掃－記得維持家中環境乾淨，尤其寢具要定期更換，減少塵蟎、灰塵所帶來的影響。

☞ 熬夜－過度疲勞會導致免疫力下降，也會刺激免疫球蛋白E（IgE）生成，更容易引起過敏反應。

☞ 吃太多加工食品－加工食品中的香精、防腐劑及人工色素等含有易誘發過敏物質，可能造成過敏反應加重。

　　除了基因外，日常生活食衣住行的任一環節，都有可能是過敏發作的源頭。在此，需提醒讀者留意，許多生活上的小細節其實都不容馬虎。畢竟，認知導致自己或小朋友過敏的原因很重要。

013 過敏病的發生與人類演化有關

百萬年前我們祖先身體裡對抗寄生蟲感染的免疫作用，經過演化，變成不惜犧牲傷害自己的過敏反應。

過去一段時間，我在從事過敏檢驗的臨床推廣時，經常思考一個問題——人體的免疫系統為何會發展出造成自體傷害的**過敏反應**呢？如果過敏症是一種「文明病」，那是否與演化有關？因為我們很好奇，為何人類對抗寄生蟲感染所產生的**免疫作用**，如**免疫球蛋白 E**（IgE）的大量生成和**嗜酸性球**（eosinophil，一種白血球）的增加與過敏反應相似？我在一本厚重的過敏學專書 *Allergy* 裡一小章節提到與「人類文化醫學」有關的內容中，找到了和我所想差不多的推論。

西方文學史上第一部現代小說 *Don Quijote de la Mancha*《來自曼查的騎士唐吉訶德大人》，是西班牙作家塞萬提斯於十七世紀初所出版的「反騎士小說」。故事背景是一個早就沒有騎士的年代，主角唐吉訶德幻想自己是騎士，因而作出種種令人匪夷所思的行徑，最後從幻想中甦醒過來。原本《唐吉訶德》是藉由小說來諷刺沉迷於騎士小說的人，嘲諷那些不自量力、脫離現實、自以為是一代大俠的這類阿 Q 型人物。四百多年來，其**象徵符號意義**已多被用來指那些勇敢堅持自己的理想，敢於挑戰不合理現象、不顧眾人嘲笑、堅持一己信念之人物。我把我們身體裡**對抗寄生蟲感染**的**免疫作用**想像成是唐吉訶德。我們在百萬年前的祖先，狩獵、穴居、生食肉類，威脅生命最甚者莫過於寄生蟲感染（特別是在獸肉裡的蠕蟲幼蟲）。或許經過**物競天擇**，演化出具有抵抗寄生蟲感染之免疫系統的後代，藉由遺傳把**這種能力保存至今**。但隨著時代演進，把寄生蟲視為敵人的「唐吉訶德」早已找不到巨龍（寄生蟲），進而把「風車」（過敏原）「看」成假想敵，為了打敗這多變又複雜的「怪物風車」，甚至不惜犧牲傷害自己。

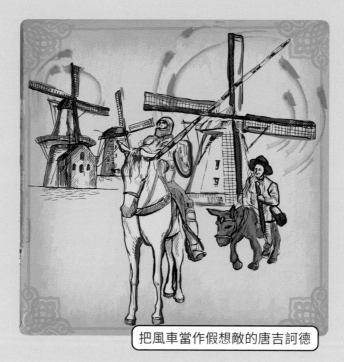

把風車當作假想敵的唐吉訶德

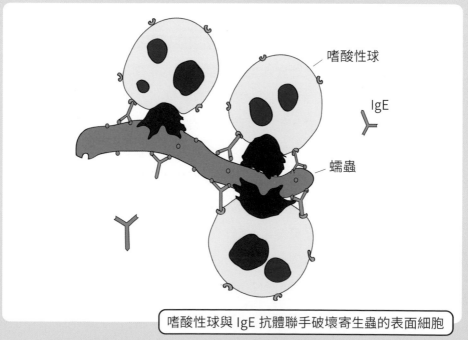

嗜酸性球

IgE

蠕蟲

嗜酸性球與 IgE 抗體聯手破壞寄生蟲的表面細胞

014 過敏與遺傳的關聯性

雖然我們知道過敏與生活環境、氣候變化、溫濕度、精神層面如壓力有關，但會不會發病還是以遺傳因素最為重要。

　　根據目前國內外的研究，大多已確認過敏病發作以「遺傳因素」最為重要，過敏是一類經演化後受多基因遺傳和環境因素影響的免疫性疾病。當家族中有多位成員患有過敏性疾病，那麼其後代被過敏病「糾纏」的可能性就比其他人高出許多。

　　研究統計調查指出，「過敏體質」被遺傳的傾向很大：一、父母親都有過敏病時，子女可能有80%的機會獲得過敏體質。二、母親有過敏病，小朋友有50%的機會成為過敏寶寶。三、若為父親，機率小一點，約有30%的機會成為過敏寶寶。四、父母親都沒有過敏病，子女仍可能有10%的機會有過敏體質。五、也有過敏體質出現在兄弟姐妹、祖父母、叔伯姑舅姨、表兄妹範圍內。

　　遺傳性過敏病基本上是一種與多重基因遺傳有關的障壁層缺陷與慢性過敏發炎反應。此炎症反應會因受到各種誘發因素而造成臨床上的過敏病症，發作的部位則與所遺傳到各別組織器官異常「敏感」有密切的關係。

　　除遺傳背景外，過敏病的發生與生活環境、氣溫變化、壓力太大也有關。長期處於過敏原含量高的地方，也會漸漸誘發過敏。另外，有些孩子出生不久就表現出多種過敏症狀，如新生兒、嬰兒期可出現氣喘、眼結膜炎，或因對牛奶過敏而出現反覆腹瀉等，三歲後又會發生過敏性咳嗽、鼻炎。而且，遺傳性過敏反應常常不僅只在一個器官發生，而是多重組織器官同時或相繼病發。

　　因此，在不同年齡，可出現各種不同的過敏病症。不過，家族中具有過敏性體質的人不一定出現同樣症狀或相同的過敏性疾病，甚至有過敏體

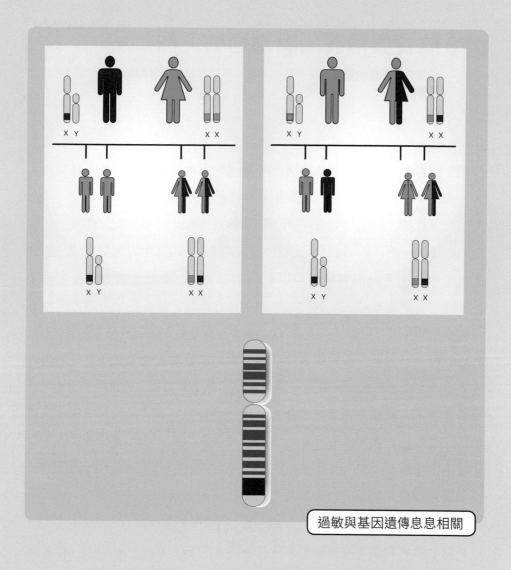

過敏與基因遺傳息息相關

質的人若未接觸到一定含量的過敏原時，也可能不出現任何症狀，或者一輩子都未發生任何過敏病。但具有家族史的過敏兒發生過敏病時，其症狀相對嚴重，治療也較困難。因此，患有過敏病的父母一定要及早治療並改善體質，裡裡外外都要顧好，如此，出現過敏寶寶的機率會降低許多。

015 飲食與營養失調讓過敏失控

深受過敏所苦的患者若想要根治過敏，不但要注重飲食內容，也應注意必要之營養素補充。

　　根據有營養學概念的醫師（如劉博仁醫師）表示，深受過敏所苦的患者若想要根治過敏，不但要注意吃的東西是否為過敏原？也要注意進食與烹飪方式，更應了解是否有營養失調的問題以及補充營養素。

　　大多數的人以為「飲食失調」和「營養失衡」是相同的一件事，其實不然。仔細分析，所謂飲食失調應是指偏重食物的處理與進食方式，也就是說不管每天攝取的營養素是不是均衡。重點在於三餐飲食是否定時定量？任意隨意在外解決吃的問題；是否暴飲暴食？慣吃特定烹調方式如油炸的食物等。根據醫師（例如著有《過敏，不一定靠藥醫》的營養學博士、劉博仁醫師）表示，某位有腸躁症的病人，在接受醫師的建議自行調配營養素，想要改善腸躁症，經過一段時間後，感覺好很多，但就是無法根治。根據醫師深入的研究後發現，問題原來出自因工作及生活的關係總是隨便亂吃，這種情況其實就是上文所說的「飲食失調」。由於這些速食或外食便當不但纖維量太少，而且有太多的鈉、反式脂肪、飽和脂肪酸及精製糖，導致腸道發炎、腸漏、肝臟解毒能力降低等。當醫師建議儘量在家準備三餐，增加蔬果攝取量，採用好油來料理，兩週後，腸躁症有了明顯的改善。可見飲食失調對於根治過敏有多大的影響。

　　至於營養素失衡，與飲食失調有不同層面的差異。例如罹患異位性皮膚炎的小朋友，父母想盡辦法幫他隔絕所有可能的過敏原，但是小朋友每天皮膚癢的情況還是沒有改善。為徹底改善過敏症狀，醫師經常會建議：補充機能性益生菌、天然魚油、胺基酸螯合鋅等，在補充這些營養素後，小朋友的情況好多了，可見他的皮膚炎之所以無法根治的原因，與飲食失調、避開過敏原無關，而是欠缺營養素。

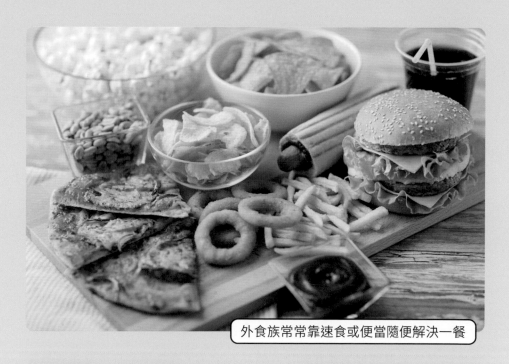

外食族常常靠速食或便當隨便解決一餐

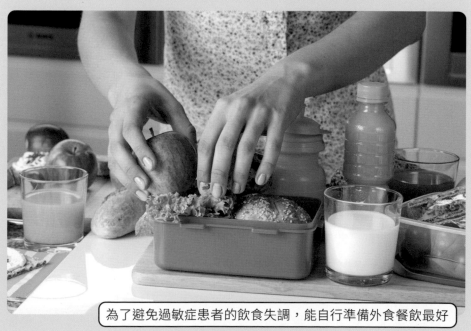

為了避免過敏症患者的飲食失調，能自行準備外食餐飲最好

016 醫師給過敏患者的關鍵提醒

根據國內對過敏免疫有專精的醫師表示,他們在診治過敏病時經常會「苦口婆心」提醒患者必須要知道的事情。

　　台北馬偕醫院小兒過敏免疫科徐世達主任,是一位對過敏免疫及小兒氣喘學有專精又仁心仁術的好醫師,一、二十年來,他經常在演講或著作上提到他給過敏患者重要且關鍵的「提醒」,我將之整理分述如下:

　　一、有了過敏病而不去管它,任由它一再發作,持續引發的過敏炎症反應,可能導致各式各樣的併發症。

　　二、嚴重的過敏發作可能會要人命,好在它其實是可以控制的,相信醫師、正確用藥,不要亂信偏方而擔誤病情,發作的狀況若愈來愈嚴重,會更難控制。

　　三、「過敏體質」遺傳給下一代的機會大,預防過敏寶寶應從媽媽懷孕時就要開始。在家族中已被證實會造成過敏的食物不要吃,減少對塵蟎、貓狗寵物、二手菸的接觸,才能對新生兒有保護的作用。

　　四、當確定知道自己的過敏原時,要認識它,正確避開它,也不需要太過緊張什麼都不敢吃。另外,不要忽視塵蟎的問題,認識且避開塵蟎是過敏患者和家長們最重要的課題。保持室內濕度在 50% 以下,可有效降低塵蟎的危害。

　　五、「惡名在外」的類固醇沒有想像中可怕,在醫師專業的評估下,少量的使用類固醇可以改善過敏炎症,不必擔心副作用的問題。

　　六、如果曾發生任何藥物過敏反應,應要詳細記錄並告知醫師。

　　七、氣喘患者應養成使用尖峰呼氣流速計的習慣,它能在氣喘發作前,給您警訊,它也是醫師診斷氣喘時可靠的依據。

　　八、嚴重的氣喘患者若要出國旅行,應先備妥緊急藥物,並請醫師寫

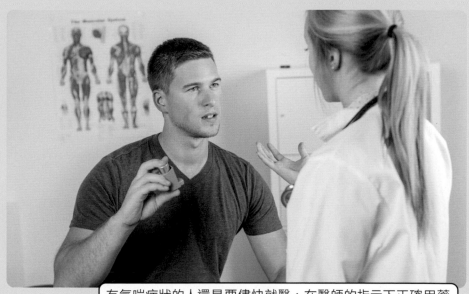

有氣喘症狀的人還是要儘快就醫，在醫師的指示下正確用藥

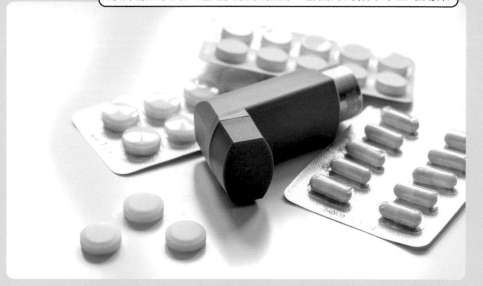

好病歷摘要，要了解目的地當地的過敏科醫師之聯絡方式。

　　九、曾經有過全身性過敏反應的患者，應隨身攜帶自我注射式腎上腺素，並學會在緊急狀況時如何使用它。

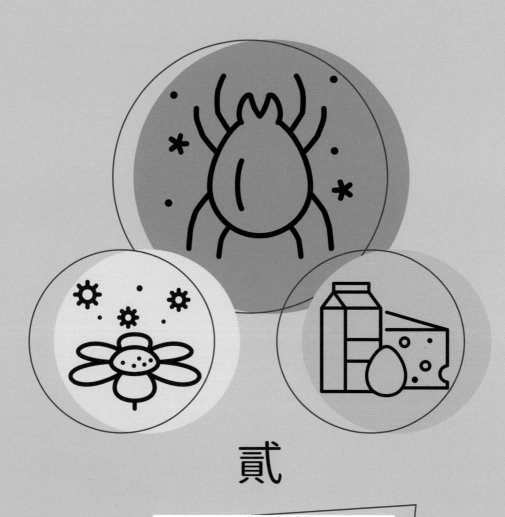

貳

生活中的過敏原

017 常見的吸入性過敏原

過敏原的種類繁多且結構複雜，原則上分子量較小的蛋白質易被吸入，讓有過敏體質的人出現以呼吸道為主的過敏症。

會引發過敏症的**過敏原**雖然有**主要**（major）、**次要**（minor）之分，但「有意義」的共約數百種，就算在台灣因氣候、溫濕度環境、飲食習慣及人種體質與歐美不同，常見的過敏原也至少有七、八十種以上。

前文提過，有過敏體質的人再次吸入或吃進會引發過敏症的過敏原後，免疫系統會生成對此過敏原有特異性的（specific；Sp.）IgE。人體內 IgE 的量本來就很少，還要配合適當的採血時間點，才能測得到如此微量又要求特異性高的過敏原 Sp. IgE！所以，我們常說的過敏原，其實是學界和醫藥廠商經過長期研發，找到某些物質中具有過敏抗原性的成份，用來檢測受測實驗者血中或皮膚試驗的 Sp. IgE，得到的陽性結果。此時，可稱該物質（重點是具有抗原性的成份）是一種過敏原。

台灣常見的吸入性過敏原依分類簡述如下（重要的過敏原詳述於後文各章）。一、**塵蟎類**：根據研究，會引起過敏症的有四種塵蟎的成蟲、蟲卵、屍體及排泄物，但比例上以糞便最高，這是因為它輕、小（10～20 微米）且含有大量的消化酶（引起過敏反應的蛋白抗原結構）。二、**動物皮毛屑**及**禽鳥羽毛**：特別是寵物的貓、狗、鼠以及實驗用鼠、馬、雞鴨鵝等。三、**昆蟲類的蟑螂**：特別是德國蟑螂。四、**室內灰塵**。五、**黴菌類**：常見的有青黴菌、芽枝黴菌、麴菌、念珠菌、交錯黴菌等。六、**樹木**（tree）、**禾本雜草類**（reed）花粉：常見的有日本柳杉、相思樹、豬草（weed）、百慕達（狗芽根）草（grass）等。

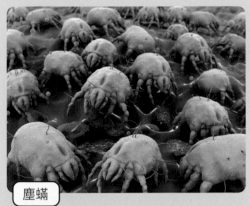

塵蟎

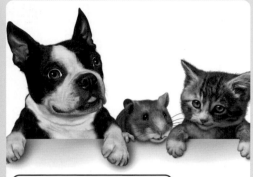

寵物狗、鼠、貓的皮毛屑

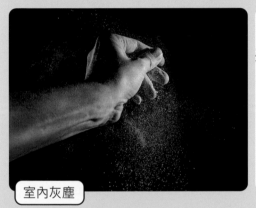

室內灰塵

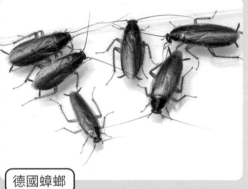

德國蟑螂

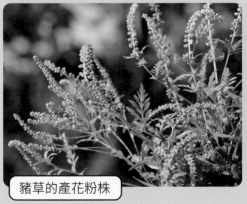

豬草的產花粉株

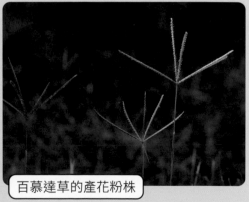

百慕達草的產花粉株

018 引起過敏最重要的蟲子 塵蟎

國內外的研究均指出，屬於蜘蛛網節肢動物的塵蟎是威脅人類健康及引發過敏症（氣喘、鼻炎）最甚的室內「蟲子」。

塵蟎（dust mite）可說是近幾十年來最夯的室內「醫學蟲子」，屬於八隻腳的**蜘蛛網節肢動物**，而非頭、胸、腹分明的六足昆蟲（inset）。成蟲大小約 0.3 mm（公厘），近乎透明，肉眼不易辨視。平時生活在寢具（枕頭、床墊為主）上，以人體掉落的皮屑為食，也躲在布沙發、窗簾或地毯裡。根據國外的研究，會引起過敏症的有塵蟎成蟲、蟲卵、屍體及排泄物，但比例上以糞便最高，這是因為它輕、小（10～20 微米）且含有大量的消化酶（引起過敏反應的蛋白抗原結構）。陽明大學寄生蟲學科曾指出，有嚴重氣喘小朋友家中的環境若不乾淨，天天與床上數千隻塵蟎共眠，氣喘怎麼會好？以一個枕頭大小有千隻塵蟎來說，**屋塵蟎**（*Dermatophagoides pteronyssinus*）為主要族群；**粉塵蟎**（*D. farinae*）居次；偶見有微角塵蟎（*D. microcerus*）或熱帶無爪蟎（*Blomia tropicalis*）。

依據國內的經驗，整理出過敏原陽性率排行於右頁表，供醫師或實驗室為患者挑選單項過敏原 Sp. IgE 檢測之參考。從表內的資料可知，屋塵蟎、粉塵蟎兩種塵蟎的檢出率（即陽性率）仍是一、二名，這正好說明了台灣地區最重要的過敏原是以塵蟎為主。

最後補充說明一下有關屋塵的問題。室內的灰塵（house dust）簡稱家塵、屋塵或室塵。一般人難以理解，室內的灰塵要怎樣來檢測過敏原？屋塵的成份看似複雜，但說穿了即為家裡面會引發過敏的綜合物，如塵蟎、蟑螂微粒；貓狗皮毛屑；各種黴菌孢子等。由於其中常含有塵蟎的微粒，因此檢出陽性率也頗高，且與塵蟎的檢出結果呈現正比的平行現象。

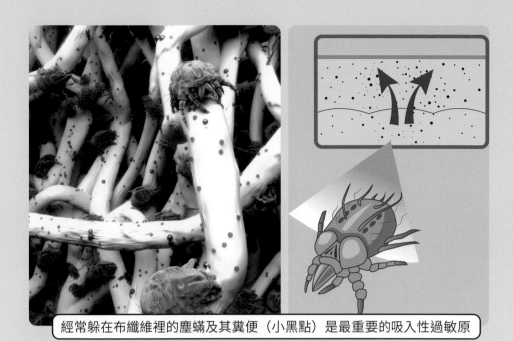

經常躲在布纖維裡的塵蟎及其糞便（小黑點）是最重要的吸入性過敏原

吸入性過敏原				食物過敏原			
排名	過敏原	代碼	檢出率	排名	過敏原	代碼	檢出率
1	屋塵蟎	d1	52%	5	螃蟹	f23	6.0%
2	粉塵蟎	d2	48%	7	蝦	f24	5.4%
3	家塵	h2	30%	9	牛奶	f2	4.5%
4	蟑螂	i6	19%	10	大豆	f14	4.1%
6	狗皮毛	e5	5.7%	11	蛋白	f1	2.5%
8	羽毛	—	5.1%	13	花生	f13	2.0%
12	貓皮毛	e1	2.2%	其他過敏原		0.1~1.9%	

* 此百分比排行榜是建立在醫師懷疑患者有疑似過敏症時送驗的 MAST 檢測分佈。根據筆者的實驗室十年來使用 *Phadia* ImmunoCAP 系統所得的檢測陽性率略有不同，屋塵蟎仍是第一但百分比逼進 65%；使用另一種室內屋塵 h1 的陽性率約 25%；貓皮毛、花生的陽性率較高，排行名次高於狗皮毛、大豆；蝦的陽性率高於蟹。

019 為何動物的皮毛屑會引起過敏症？

世間兩大寵物的皮毛屑，對有過敏體質的人來說是一種過敏原。我為他們不能接觸「萌」翻了的貓狗感到惋惜！

常聽人說，家裡如有「過敏寶寶」，根本就不能養貓狗甚至天竺鼠、倉鼠等寵物！這是因為這些動物的**皮毛屑**（dander；epithelium）上或內有動物性蛋白成份，對有「過敏體質」的人來說，可算是一種過敏原，或許是較輕微的次要過敏原，也有可能是主要過敏原。另外，有過敏體質的實驗室人員，對工作上需要經常接觸（特別是在整理打掃鼠籠時）的大白鼠（rat）或小白鼠（mouse）也可能會過敏。歐美還有不少人對馬的皮毛過敏。

除了不喜歡貓狗鼠寵物味道的人（如我的內人），因近距離接觸時所產生的心理性「渾身不自在」外，常有人會問：「到底貓狗身上的什麼東西會引起過敏？」貓狗皮毛屑上的過敏原是想像不到與**唾液**或**排泄物**裡的**消化酶**有關。歐美的研究指出，同樣是家裡常豢養的兩大寵物，貓比狗更易引發過敏，這與愛養貓或狗的人數比無關（根據台大獸醫系的調查統計，台灣地區養狗的人數高達三百二十八萬；養貓的則有二百八十八萬。七成以上的飼主大多將貓狗養在室內，貓多於狗），而是貓科動物有**自舔皮毛**的習慣所致。唾液混入皮毛內，風乾後或與皮脂腺、皮膚基底鱗狀上皮細胞（皮屑）、肛門腺體的分泌物在表皮上組成抗原性更強的毛屑粉末（過敏原試劑純化於此物），引發過敏。

至於檢驗過敏原的試劑有一群英文編碼 f（father）的是指禽鳥類的**羽毛**，禽鳥羽毛上可能**沾有排泄物**，結合羽毛屑後成為抗原性更強的過敏原，高危險群是愛養鳥人士及家禽養殖或屠宰業者。此與上述的情況類似，只是不像貓狗皮毛屑的重點物質在於唾液。

破解迷思

迷思→因為寵物的毛導致過敏。

真相→寵物毛屑、唾液、尿液及排泄物，以及毛髮上累積的花粉、塵蟎和黴菌。

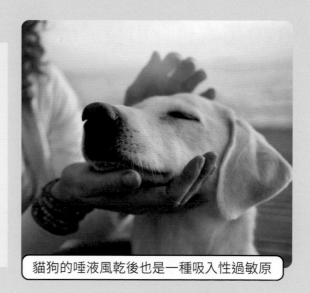

貓狗的唾液風乾後也是一種吸入性過敏原

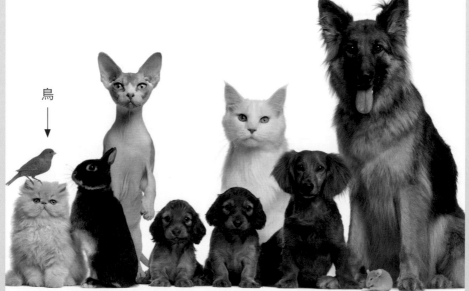

鳥
↓

無論犬貓的種類，有過敏體質的人豢養時均易引起過敏，嚴重時光是聞到貓狗的味道就會「感覺」渾身發癢或直打噴嚏

020 蟑螂也會引發過敏？

因居家環境髒亂導致無孔不入的德國蟑螂橫行，其分泌、排泄物風乾後是一種室內過敏原，重要性僅次於塵蟎。

曾有家長問我：「家裡沒看到有什麼德國蟑螂，為何小朋友驗出來會對德國蟑螂過敏？難道是因為晚上跑出來咬小朋友？」這句話對了一半，蟑螂常在夜間出沒，牠爬過廚房餐廳桌面、書桌、玩具、奶嘴，躲在抽屜裡所留下的「痕跡」，風乾後漂浮在空氣中成為過敏原。

蟑螂（cockroach）是一種雜食性群居昆蟲，有著億萬年演化歷史，部份蟑螂的生存和飲食常入侵並「寄生」於人類的居家生活。依現代生物分類學，過往泛指所有屬於「蜚蠊目 *Blattodea*」的蟑螂約有四千多種。家居蟑螂普遍夜行及畏光，在台灣，常見的蟑螂有四種：大的有**美洲蟑螂** *Periplaneta americana*（俗稱大蟑螂，體長約 3.0　4.5 公分，紅棕色）、**澳洲蟑螂** *Periplaneta australasiae* 及短翅的**斑蠊** *Neostylopyga rhombifolia*；小的有體長不超過 1.5 公分的**德國蟑螂** *Blattella germanica*（小蟑螂，黃棕色）。

居家蟑螂是夜行性的，且喜歡躲在溫暖潮濕的地方，白天在排水溝或牆壁、廚櫃、抽屜、傢俱的裂縫空隙及垃圾堆中，待夜深人靜時才由排水管或電路管線爬進家裡的廚房、浴室，若家裡環境髒亂，牠們可能攜家帶眷乾脆住下來。出來走動（常被您見到的）覓食的大多是雄蟲，幼蟑或負責繁殖的母蟑螂較少「趴趴走」。吸入蟑螂的排泄物、牠爬過遺留的分泌物以及死掉後風乾的屍體是**造成呼吸道過敏**之主要原因（僅次於塵蟎）。要完全根除蟑螂過敏原相當困難，尤其是在台灣，都市的環境污染嚴重、居住環境封閉、家中擺設複雜，都提供給蟑螂最適合的生活環境。

拿兩種常見的蟑螂來比，相較之下，美洲蟑螂在世界的分布與所處的環境不如德國蟑螂（飛機或船艙上只要有食物都可見到牠的身影，漂洋過

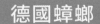

美洲蟑螂

德國蟑螂

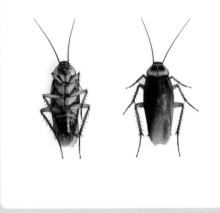

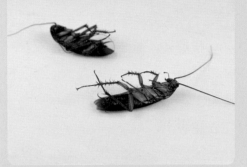

蟑螂的蟲卵、分泌物、糞便、風乾的屍體，都是過敏原。

! **防蟑小訣竅**

1.勤打掃

2.檢查排水孔洞，可利用細的濾網阻止蟑螂入侵

3.減少食物屑，廚餘不外露

海全球分布不足爲奇）來得廣，過敏抗原性也比不上。加上兩種蟑螂間的
過敏原有交叉反應，因此，驗德國蟑螂過敏原即可。

021 哪些花粉會引起過敏？

會引起過敏的花粉大多屬於輕小的風媒花粉，風媒花粉的傳播能力受到氣候及濕度的影響很大。

一般人對所謂**花粉過敏**的**認知有差距**，會長出鮮豔花朵的樹或植物，其花粉傳播大都是靠昆蟲，所以花粉顆粒較大、表面較粗、有黏液，甚至長毛。而引起人類花粉症的則屬於飄浮在空中的風媒花粉。風媒花的花粉產量多，花粉外壁也較平滑，沒有分泌物覆蓋，當風吹起時，花粉粒會自花粉囊飛出，均勻地散佈在空中。與氣候乾燥的歐美地區相比，台灣較濕熱，高濕度的空氣就像一個「天然屏障」，阻擋了花粉的散佈，因此，一般說來，台灣花粉症的病人沒有那麼多。

花粉症也是一種過敏病，引發過敏的蛋白成份存在於花粉的外壁、內壁和細胞質內。當花粉落在患者的眼、鼻、呼吸道等黏膜上時，花粉內的蛋白質或醣蛋白在幾秒鐘內就會被釋出，這些具過敏性的物質會令過敏患者眼睛紅癢、打噴嚏、流鼻水，或引發氣喘等症狀。會引起過敏症的花粉，在台灣以禾（grass）草（weed）類為主，如禾本科的水稻、狗牙根草，而會引起嚴重花粉過敏症的菊科植物如**豬草**（common ragweed，參見 47 頁圖）、茵陳蒿，近來也出現在台灣。曾有研究指出，金門地區有很高的花粉症盛行率及過敏性鼻炎，可能與遍地叢生的豬草有關。狗牙根草又名**百慕達草**（Bermuda grass，參見 47 頁圖），在台灣高爾夫球場果嶺或球道邊的雜草區有很多。另外，易引起花粉症的樹木（花粉）在北台灣的有松樹、龍柏、杉木、楊梅、構樹、朴樹、女貞、茄冬、羅漢松、木麻黃、山黃麻、相思樹及野桐等樹種（春天為開花季），而柳樹及桑樹則多在冬末初春開花。其中最重要的有**歐洲白樺、日本柳杉、橡樹、相思樹**（台灣南部）。

當您有花粉症且透過檢查知道是那一種花粉過敏原後，除了醫師的衛

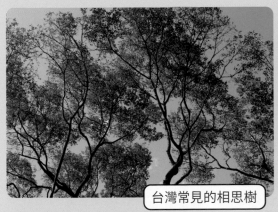
台灣常見的相思樹

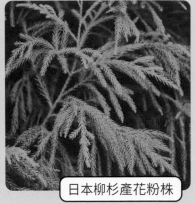
日本柳杉產花粉株

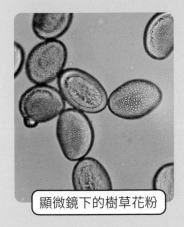
顯微鏡下的樹草花粉

！

預防花粉過敏

由於花粉症有季節性，隨著植物花期變化
而發生，好發於3-5月或10-12月，因此
在開花季節時，可以這樣做：

☞降低接觸過敏原機率，減少外出活動。

☞善用空氣清淨機，過濾室內空氣。

☞記得配戴口罩、眼鏡及帽子。

☞定期清潔室內，並用濕布擦拭。

教外，最好能自行上網搜尋找資料，認識過敏原的樹草花粉以及開花季。
台灣夏天的空中則多飄浮著蕨類孢子以及一些雜草如藜科的花粉；入秋後，
主要的優勢種類為白匏子、白千層與禾本科植物，以及一些雜草的花粉，
如茵陳蒿、豬草等；至於冬天，空中花粉的種類少，多為禾本科。了解空
中花粉以及各個季節的花粉飛散狀況，有助於防範花粉症發生。

022 食物過敏原

大部份會引起過敏的食物，主要是其蛋白成份。食物過敏原較麻煩之處在於生食、熟食、處理過程及添加物不易界定。

　　如果您吃下某些食物會有呼吸不順、咳嗽、皮膚紅、腫、癢，這表示您可能有「食物過敏」了。食物過敏是指食物中的某些成份（大多是蛋白質）經消化且進入了血液，而引發不良的過敏反應。臨床上觀察到食物過敏的症狀，反應在呼吸道（鼻炎、氣喘）或皮膚（如紅疹、發癢）等器官最多，反而與食物吸收有關的消化道（如腸燥、腹瀉、嘔吐）較為次要。嚴重時，病人的血壓會下降，少數病童有時還可能發生休克。食物過敏最容易發生在嬰幼兒身上，因此造成父母餵養的困擾，既害怕小孩吃什麼東西會不會癢？又擔心小朋友什麼都不能吃！臨床症狀之所以會有差異，是與個人體質及食物種類不同有關，可以很明顯，也可以是模糊不清的。

　　常見的食物過敏，大多是與引發過敏免疫反應的蛋白類食物有關。而另一類則是與免疫系統或反應無關，主因是人體對某些食物的特殊成份無法適應所致。例如有些人則對味精敏感；還有一些人會因為某些食物添加劑而引起偏頭痛。

　　一般而言，會造成過敏的食物（按重要性排列）簡述如下。

一、**奶蛋類**：如牛奶、蛋白、蛋黃、乳酪。

二、**海鮮類**：如蝦、龍蝦、蟹、貝類及魚（特別是不新鮮的魚）。

三、**豆莢類**：花生、大豆、豌豆。

四、**核果類**：核桃、胡桃、腰果、杏仁。

五、**穀類**：米飯、小麥及其製品。

六、**某些水果**：最常見的有芒果、草莓、瓜（melon）類、橙類。

七、**含人工添加物的食品**：如防腐劑、抗氧化劑、人工色素、香料等，

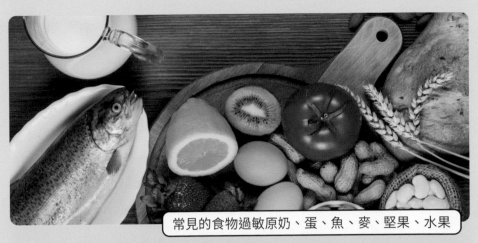

常見的食物過敏原奶、蛋、魚、麥、堅果、水果

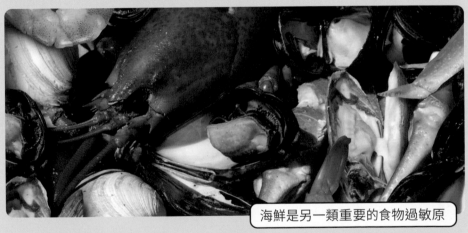

海鮮是另一類重要的食物過敏原

　　這些化學物質在日常食品中可見，只是我們往往會忽略掉，如市
售飲料的汽水、果汁、茶等、醬菜、醬油、黃色布丁、黃色糖果、
五香豆干、牛肉干；各種罐頭食品、零嘴（糖果、餅乾、蜜
餞……）、泡麵等。

八、**含咖啡因者**：巧克力、咖啡、可樂、茶、可可。

九、**含酒精的飲料或菜餚**。

023 奶蛋類食物是最重要的食物過敏原

牛奶與雞蛋是引發嬰幼兒過敏反應的主因之一，並且容易讓人在不知情的狀況下食入。

　　上一章有提到所謂的食物過敏，是指食物中的某些物質（通常是蛋白質）進入了體內，而對人體造成了不良的過敏反應。常見的食物過敏原，大多是屬於引發過敏免疫反應的蛋白類食物。在台灣最重要的小兒食物過敏原是牛奶與雞蛋（雖有蛋白和蛋黃之分，但以蛋白成份為主）。

　　根據研究及臨床觀察，引發嬰兒食物過敏最重要的是牛奶，就算是你避開了「實體」牛奶，但常是讓人在不知情的狀況下吃進含牛奶過敏原成份的食物。牛奶中含有許多種常引起過敏的蛋白質，其中以**酪蛋白**（casein）、**乳蛋白素**（α-lactalbumin）及**乳球蛋白抗體**（β-lactoglobulin）為最主要的過敏原。其中又以酪蛋白最為重要。一般**不可預期**（含有牛奶成份）的製品、食物有糖果、料理配料、加工肉品如火腿、香腸、肉醬等、水解牛奶配方。另外，牛奶和牛奶衍生物廣泛應用於各種糕點產品中。製程中遭受污染或添加酪蛋白酸鈉（sodium caseinate）的情況也可能發生。最後提一下會出現所謂的「交叉反應」之食物有：相關動物（如羊）的奶製品、羊奶、牛肉及牛皮屑中也都可能含有上文列出的過敏原成份。

　　雞蛋也是引發嬰幼兒過敏反應的主要食物之一，且容易讓人在不知情的狀況下食入。雞蛋中約有 60% 是蛋白，30% 為蛋黃。蛋白中約含九成的水和一成的蛋白質。主要的過敏成份是類卵黏蛋白（ovomucoid）、卵白蛋白（ovalbumin）、卵運鐵蛋白（ovotransferrin 或 conalbumin）。許多種食物都可能含有蛋或微量的蛋液，因此對蛋過敏的病患應注意飲食，以免誤食此重要的過敏原。會有「交叉反應」的食物有相關動物（如鳥、鴨）蛋的蛋白、蛋黃及母雞和小雞的血清或肉中也都可能含有上文列出的過敏成

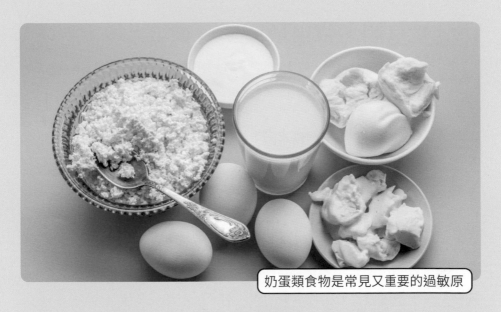

奶蛋類食物是常見又重要的過敏原

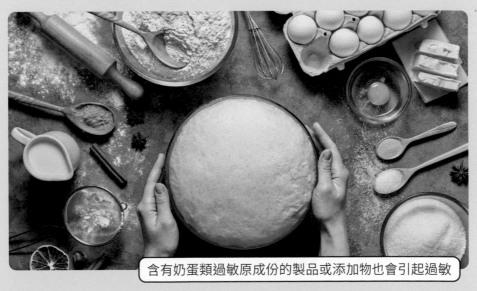

含有奶蛋類過敏原成份的製品或添加物也會引起過敏

份。蛋白通常是嬰兒蕁麻疹和濕疹早期發展的主要原因。大一點兒童及成人出現的「對蛋不耐症」可能與接觸籠鳥和雞肉有關。

024 常見的海鮮過敏原

容易引起成人皮膚過敏的是海鮮類食物，特別是蝦、蟹、魚、貝殼類等。即使愛吃、想吃，真的不要「不信邪」！

前文提到易引起過敏的食物過敏原，最重要的是牛奶和雞蛋（特別是在嬰幼兒身上），還有一群「惡名昭彰」的「兇手」為海鮮類食物，特別是易引起成人皮膚過敏的蝦、蟹、魚、貝類。

蝦生長於世界各地的淺水及深水區域，種類繁多且有淡水、海水之分。一般醫藥大廠（以下部份內容參考我經營公司的母廠 Thermo Scientific 官網）所研發的蝦過敏原是用**褐蝦科** *Crangonidae*，因為這種蝦子的過敏抗原性既強又廣，不僅涵蓋大多數常見的淡、海水蝦，甚至多種甲殼類。一些主要的甲殼類水產過敏原成份是對熱穩定且可水解的，當蝦製成蝦米、罐頭或裹粉、冷凍、帶殼販售，以及可能在烹調過程中隨著蒸汽進入空氣中而被吸入（較重要）。一般**不可預期**的接觸是有些加工魚製品或點心中也可能含有未標明的蝦成分。

根據藥廠研究發現，**原肌球蛋白**（tropomyosin）是蝦、龍蝦、蟹和淡水螯蝦的主要（共通）過敏原，這種過敏原成份也可在塵蟎、蟑螂及其他昆蟲中發現。在七種被發現的蝦過敏原中，只有一種是蝦才有的特異性過敏原，另外有兩種是與其他甲殼動物（如螃蟹）所共有的。所以，我過去在推廣單項過敏原 Sp. IgE 定量檢測時，常建議醫師在不得已要「二選一」時，選擇蝦的意義要比蟹來得好。蝦也被認為是強力的「職業」過敏原。許多兒童對牛奶和蛋白過敏的現象常在長大後就會消失，但對有殼類水產過敏的兒童長大後仍可能對其過敏。蝦過敏也是引發成人全身性過敏反應的常見原因；其他過敏反應還包括蕁麻疹、血管性水腫、呼吸道症狀及腸胃道問題。

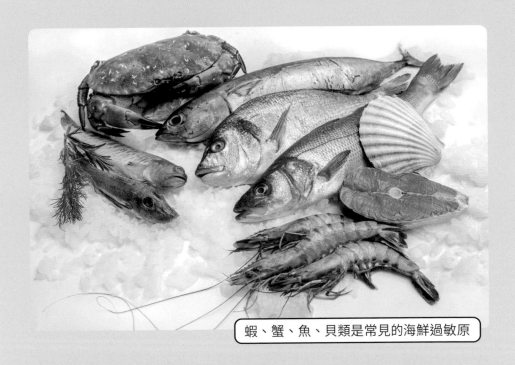

蝦、蟹、魚、貝類是常見的海鮮過敏原

接著來談談世界最重要、會引起過敏的食用魚——大西洋鱈魚。一般在市場上販售的大西洋鱈魚有新鮮、冷凍、煙燻、鹽漬及罐頭等。對魚過敏的病患常會出現嚴重的症狀，如氣喘或全身性的過敏反應。有些病患只會對一種魚類過敏，對其他魚類卻有耐受性。除了直接吃鱈魚肉外，**不可預期的接觸**有工業製成食品中的未標明成份；醃製過的肉產品；烹調油、餐具和容器遭受到污染；吸入蒸魚或炸魚所產生的氣體。

同種類的魚如鱈形目（鱈魚、狗鱈）及鯖科（青花魚、鮪魚），可能也含有相同的過敏成份。同種魚類之間的過敏原特異性交叉重疊的情況似乎屬於中度。不過，其中一種主要的鱈魚過敏原（小清蛋白parvalbumin）似乎存在許多種魚類中。魚是常見的食物過敏原之一，在過敏人口中的發生率約在一至四成間。如同蝦過敏原，許多兒童對奶蛋過敏的現象在長大後就會消失，但對魚過敏時可能於兒童長大後仍存在。

025 不含蛋白的水果為何也會引起過敏？

水果在花朵、花粉演進成果實的過程中，會有引發過敏的小分子胺基酸存在於果實表皮上或皮內。

一般說來，常聽見容易引起過敏的食物包括牛奶、海鮮及花生等。有些人吃了這些食物後，就會出現皮膚發紅、發癢或胃不舒服的症狀。除了這些過敏原之外，你有聽過對水果過敏嗎？有些人吃了奇異果、芒果、蘋果、蕃茄及鳳梨等香甜美味的水果後，竟然會感到身體不舒服，喉嚨及嘴巴發癢或麻痺，有的陷入呼吸困難，嚴重時甚至導致過敏性休克。這究竟是怎麼回事呢？雖然一般的認知，水果的裡外成份應該不含什麼容易引發過敏免疫反應的「蛋白」成份，但也是有部份水果在花朵、花粉演進成果實的過程中，殘存會引發過敏的小分子胺基酸於果實表皮上或內部，例如草莓上的小刺（源自花粉授粉後的結果過程）。所以，臨床上發現，有花粉症的人也常在接觸（不一定是吃）到強烈「過敏水果」後出現嘴唇、皮膚及腸胃道的過敏病症。

究竟是哪些水果容易引起過敏呢？台灣某醫學中心以七十個病例做研究，整理出過敏水果的排行榜，第一名是芒果，接下來為蕃茄、草莓、香瓜和橘子。而有花粉過敏症的人容易對下列水果產生過敏反應，如蘋果、西洋梨、櫻桃、水蜜桃、奇異果、芒果、橘子、香瓜、草莓、西瓜及香蕉等，種類相當多，有過敏體質的民眾一定要忍下口腹之慾，千萬別輕忽。

舉個例子，夏天盛產的芒果又甜又香，有人天天吃，吃到全身皮膚發癢甚至引發蕁麻疹，皮膚出現一塊一塊的紅疹子。這主要是芒果果皮中含有過敏原「漆酚」，有 2～3% 特殊體質的民眾，在處理芒果或吃的時候可能碰到了芒果皮，皮膚科醫生說，接觸的地方引起溼疹反應或是全身性的蕁麻疹，這些都是我們常見的芒果過敏症狀。其實只要避開過敏原成份，

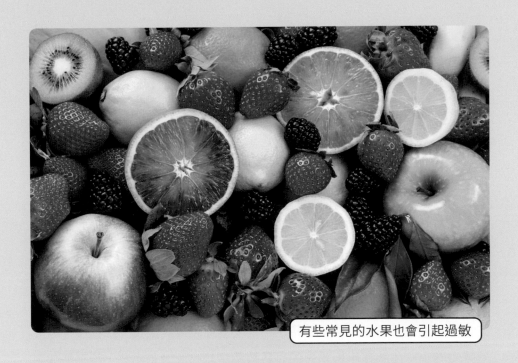

有些常見的水果也會引起過敏

處理或吃的時候不要碰到芒果皮，而是先削好果肉分開來，這樣就算常吃芒果也不太會過敏。果肉沾到果皮過敏成份，用水沖洗是無法完全去除，除非用煮的（可是您會吃這樣的新鮮水果嗎？）。原則上，經過熱處理的果醬類較不易引發過敏。至於吃芒果冰或冰淇淋會不會過敏？端視在製作冰品時，處理果肉乾不乾淨（是否受到果皮污染）？同樣的情形也出現在哈密瓜或香瓜果肉的處理，一刀切下，刀上接觸果皮的過敏原成份難免會沾到果肉上而被吃入，或帶皮咬食時接觸到果皮過敏原。

　　另外，其他的過敏水果如奇異果、草莓、蕃茄、蘋果、西洋梨等的情況也類似，而連皮一起吃的水果如草莓、蕃茄，對有過敏體質及花粉症的人來說，更易引發過敏症。

026 其他的食物過敏原

對花生、小麥、大豆過敏的人，連其相關製品如花生醬、米漿、麵包、蛋糕及醬油、沙拉油等都要小心避免。

前文提到最易引起過敏的食物過敏原有奶蛋類、海鮮食物、水果等，本章再補充說明（以下部份內容參考 Thermo Scientific 官網）另外一些頗為重要的過敏原——花生、大豆與小麥。

花生是在地下結果、地上開花的一年生**豆科植物種子**。與生長在樹上的核桃、杏仁等堅果不同。花生主要會被製作成花生醬和點心（烤花生、鹽味花生、原味花生或乾烤花生），也會應用在其他食物中以及提煉成食用油。**不可預期的接觸**主要在於花生的過敏成份出現在烘焙製品中；一般的亞洲和非洲菜色中經常添加花生，而花生粉也常見於加工食品中，令人無意中食入。雖然花生與相近的豆科植物中含有同源蛋白質，但多數病患對其他豆科植物並不會出現臨床反應。雖然一般認為對花生過敏的病患，對黃豆出現交叉或共同反應的風險應該很高，目前仍不能確定對花生過敏病患是否應避免食用黃豆。

大豆是一種具有豐富蛋白質的豆科植物，常被當作人類（特別是許多純素食者）和動物的食物，而黃豆則是乾燥的成熟種子。黃豆的英文字 soy 是從日文字 shoyu（醬油）衍生而來，黃豆主要製成黃豆粉或其他加工製品，以及壓榨成油，而大豆油有多種用途，例如可製成沙拉油和人造奶油。對黃豆極度過敏的病患可能會對大豆油和大豆卵磷脂中所含的微量大豆蛋白質產生反應。但某些病患卻可食入黃豆油（非冷壓、機器壓榨或擠壓油）和大豆卵磷脂而安全無虞（可稱為對黃豆低過敏者），醬油（以黃豆或黑豆和小麥釀酵製成）、豆腐、豆豉、味增、納豆等是亞洲人飲食文化中相當重要的食物。在工業部件、膠合板行業的油布和膠水的生產過程中常使

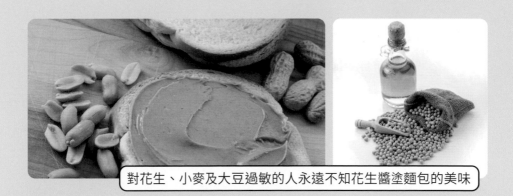

對花生、小麥及大豆過敏的人永遠不知花生醬塗麵包的美味

用大豆油做為原料之一，所以也被視為職業過敏原之一。黃豆也是引發兒童過敏反應的食物之一，引發的症狀主要是胃部和皮膚問題，但有時也會引起呼吸道症狀及嚴重的過敏反應。由於黃豆應用在各種不同食物中的情況日益普遍，因此它是一項容易被低估之引發嚴重過敏反應的來源。

　　小麥是很重要的栽培穀物，也是人類（特別是歐美人士）的主食之一。小麥屬於禾本科植物，有許多品種，所含的主要蛋白質為麩質（gluten）、白蛋白（albumin）、球蛋白（globulin），比例因品種而異。這項差異也是為何不同小麥產品所引發之反應不盡相同的原因（根據筆者實驗室多年的經驗，我們使用的進口小麥過敏原試劑，其過敏成份是源自西方最重要的小麥品種──六倍體小麥，所以我發現用於國人的陽性檢出率較低）。蛋白質成分較高的硬性小麥一般用來製作麵包、通心粉和義大利麵；硬粒小麥（durum wheat）是製作義大利麵、印度薄餅和中國麵條的原料。小麥也是製作酒精飲料（如啤酒、威士忌）的原料。**不可預期的接觸**主要在於小麥粉可用來製作麵團和紡織漿料，廣泛的交叉反應常見於同屬不同種的小麥之間。食入小麥蛋白質可能引發腸胃道、呼吸道及皮膚症狀，一般在一小時內就會出現。對小麥過敏的症狀通常出現在嬰兒時期，而其臨床反應一般會在長大成人前消失。

027 可靠「經驗法則」來避開食物過敏原？

想要靠自身的飲食經驗法則來避開過敏原，需要有過敏知識背景及在醫師的建議指導下謹慎行之。

過去十多年，我在推廣過敏原特異性 Sp. IgE 定量檢查時發現，除了小兒科或皮膚科之外，其他醫師對替病人找出單項食物過敏原 Sp. IgE 的檢驗執行上，興趣不高。據我的研究與實際經驗，醫師普遍認為在臨床應用的學理上，檢測這些食物過敏原的 Sp. IgE 陽性率不高（令之感覺有些無意義或浪費），而且他們說，一般食物過敏原只要在門診問一問病人的「經驗」即可釐清，不必做檢驗。

不論醫師的經驗或對檢驗「陰性判斷是否也有用」的認知如何？食物過敏原確實是靠病人自己在飲食上的「經驗法則」即可確認並避開。簡單舉例即可明白，小朋友若吃了花生醬塗麵包而感到肚子不舒服、皮膚癢甚至胸悶、呼吸困難，下次父母親還會讓小朋友再吃嗎？若您從年輕時一吃到蝦蟹就會嘴巴腫、全身起疹發癢，那這一輩子海產店大概賺不到您的錢。

不過，從過敏學的理論來看，民眾對食物引發過敏的「經驗法則」其實不是很精準的，首先是因為如前文所述有關「水果過敏」，一般人並不清楚是食物裡或外的什麼成份引發過敏？再來為食物過敏成份在衍生和再製品內或烹飪料理時的分佈狀況不明（有些會留存，有時會被破壞）；最後是原則上生食比熟食易引起過敏。同樣舉例說明較易懂：有人只是對蝦殼過敏（手剝嘴咬汆燙蝦時才不舒服），吃蝦肉不會，但吃鳳梨蝦球又有過敏症時，則不易區別是蝦肉的過敏物質改變或新添加的過敏成份（如大豆沙拉油、水果鳳梨），所以，不驗一下黃豆和鳳梨過敏原，還真的不易確認。另外，驗出會對蛋黃過敏的人，大多吃到水煮蛋、茶葉蛋的蛋黃時不會怎麼樣，但對半熟蛋或生蛋液及其衍生製品就不行了。

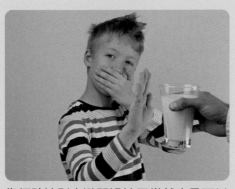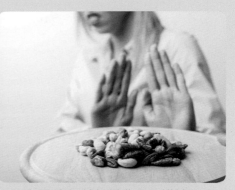

靠經驗法則來避開過敏原當然也是可以，只不過要有過敏知識背景及謹慎行之。

減敏飲食

除了避開食物過敏原，還有一種方法是針對飲食調整的「減敏飲食」。在專業醫師的評估下，決定飲食控制的程度及內容，降低過敏食物的攝取量（甚至禁食），並在身體穩定後，適當控制過敏食物的攝取，訓練身體對食物的耐受力。

最後再用個實際例子來說明。我是唸完研究所才與我的「牽手」認識，在交往過程中當然常在外吃飯，有時進完餐後她會立刻想跑廁所，如同許多人（我自己也一樣）有時不知吃了什麼後會有拉肚子的情形。當我問她好點了沒？我記得她如此回答：「我從小就這樣，常懷疑是否有腸道寄生蟲感染？」我說：「妳想太多，看起來妳這像是過敏性腸躁症（拉肚子）。」連我內人是有點醫學背景的護理師都搞不清楚「食物過敏症」，遑論一般民眾。後來，我們經常留意在外頭所吃的東西，一旦吃完立刻拉肚子時，回想並記錄所吃的東西及烹飪方法。可是，至今還未能靠經驗法則釐清出是什麼東西造成我們的腸躁症，可見，這是一件既複雜又困難的事情。

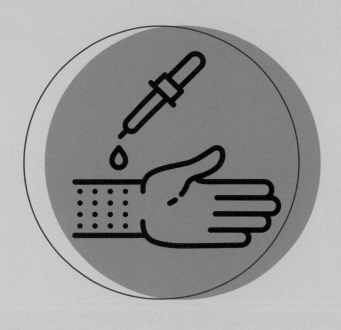

叁

過敏病的診斷與檢查

028 醫師的問診與理學檢查

在台灣，大小醫院診所林立、保險制度又建全。無論是不是過敏，總之，當身體不舒服時，盡快去尋求醫師的診治。

　　根據醫師在門診的經驗，要診斷是否為過敏病，首重問診及一般的理學檢查。醫師經常會問的一些問題或病史有：發病的症狀（感覺身體怪怪的情形）有哪些？發病的時間點與間隔、一般生活作息及飲食習慣、居家環境（是否有鋪地毯、厚窗簾和布沙發）是否清潔、乾爽？上學或工作的路徑及周邊環境等；若病號是小朋友，則會詢問陪同看診的父母親相關家族病史等等。至於理學檢查，醫師會用聽診器聽聽病人呼吸及心跳聲、看看鼻腔流鼻水或發炎以及中耳的情形、眼睛是否有紅腫、發癢、皮膚上紅腫癢的病況……。

　　由於許多臨床症狀看起來（或病人自覺）與過敏症很像，例如咳嗽不停、流鼻水、眼睛癢、噁心又肚子痛等，一般人很難判斷這是否由過敏所引起，因此要由專業醫師來診斷。另外，醫師可從症狀發生的時間來做初步分辨。舉例說，因感冒所引起的上下呼吸道症狀，大概七到十天就會痊癒，但因過敏所致的咳嗽、打噴嚏、鼻塞等，通常會持續一段很長的時間；而且，過敏之病症有固定的發作時刻，常在早晨起床時、晚上或半夜較嚴重，日間則輕微許多。

　　簡單說，過敏就是身體的免疫系統對外來過敏原的「過度反應」所造成不適的症狀，輕則打噴嚏、流鼻水、咳嗽、喘鳴、紅疹發癢、腸胃不適，嚴重時甚至有生命危險，不可小覷！如果您或小朋友常有一些過敏症狀，卻一直找不到確切原因，受過免疫過敏專業訓練的各科醫師認為有需要，會考慮為您或小朋友做**過敏原的檢測**，找出引發過敏的主要（major）和次要（minor）過敏原，並**教您認識它、如何避開它**。

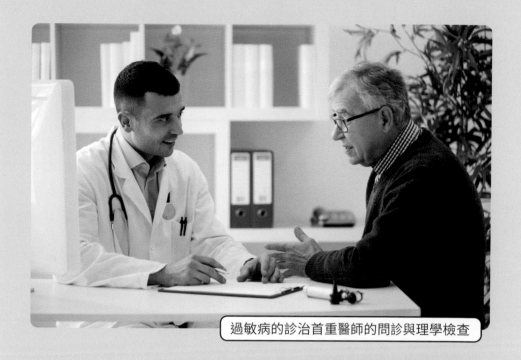

過敏病的診治首重醫師的問診與理學檢查

台灣常見36項過敏原檢測（multiple antigen simultaneous test）

1	柑橘類	2	玉蜀類	3	蔬菜類	4	混合草花類
5	小麥	6	黃豆	7	花生	8	豬肉
9	牛肉	10	蛋白	11	蛋黃	12	牛奶
13	螃蟹類	14	貝殼類	15	蝦子	16	鱈魚
17	桑科	18	豕草類	19	松樹類	20	莧科
21	水柳類	22	尤加利樹	23	蟑螂類	24	青黴菌屬
25	芽枝黴菌屬	26	麴菌屬	27	念珠菌屬	28	交錯黴菌屬
29	酵母菌	30	羽毛類	31	狗牙根	32	貓毛
33	狗毛	34	家塵	35	粉塵蟎	36	屋塵蟎

029 過敏需要做哪些檢查？

診治過敏所需的檢查基本上可分為了解過敏體質、找出過敏原以及做為治療用藥的監控指標等三大類。

醫師想要診斷病人是否罹患過敏病，通常會詢問一些問題或病史，由這些資訊，專科醫師可初步判定病人是否得了過敏病？也可決定是否需要做進一步的檢驗以找出確定的過敏原，以及過敏發炎反應的嚴重程度與治療監控。

前文已經講了很多，過敏——是身體的免疫系統對外來過敏原的不當「過度反應」所造成不適的症狀。如果說您經常有一些過敏反應症狀，卻一直無法肯定是哪些過敏原作祟？此時，醫師會慎重思考是否該為您做個「過敏原檢測」？先不管是否有健保給付或自費檢查。

我想藉本文讓讀者能輕鬆了解「**過敏原檢驗**」到底是什麼？簡單說，所謂的過敏原檢測（驗）其實是**測體內對某項過敏原試劑（成份）有特異（專一）性的 IgE**，基本上分為體內 *in vivo* 和體外 *in vitro* 兩大類，執行面上則又分為混合群定量篩檢、多項過敏原組合的 Sp. IgE 半定量（定性）檢測、個別單項的過敏原 Sp. IgE 定量檢測等。在此，先條列簡述「過敏常做的檢查」如下，本篇各章有個別檢查詳細的介紹。

一、過敏原穿刺**皮膚試驗**：屬於利用受測者自身皮膚做為反應場所的體內試驗。

二、抽血的**過敏抗體 IgE 總量測定**：初步先知曉受測者血液中（包括臍帶血）IgE 的總量。由於是所有（無法區分 Sp. IgE）IgE 的總合，無法確定這些 IgE 是否與過敏病有關。

三、抽血的多種**過敏原群混合定量篩檢**：常分為吸入性過敏原和食物過敏原群兩大類。

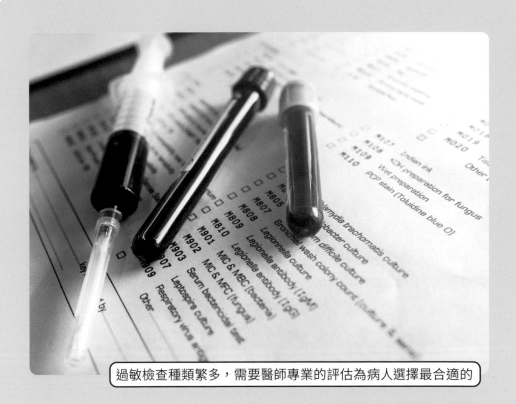

過敏檢查種類繁多，需要醫師專業的評估為病人選擇最合適的

四、抽血的**過敏原 Sp. IgE 定量**或**定性檢測套組**：可分為**固定多項定性套組**和**自由組合個別過敏原定量套檢**。

五、**嗜酸性球陽離子蛋白 ECP 檢查**：檢測嗜酸性球顆粒所釋出的化學介質 ECP，可用來評估過敏發炎的嚴重程度以及做為氣喘治療用藥的監控指標。

六、**嗜酸性白血球計數**：測量計算一種與過敏發炎有關的顆粒型白血球數量供醫師診治參考。

七、**慢性食物不耐 Ig G₄ 檢測**。

八、**食物激發試驗**：嚴格限制疑似引發過敏的食物過敏原兩週後再進行食物激發試驗，實施時須慢慢從低量逐漸增加食物蛋白量，所給的食物蛋白量累積到 10 公克仍無症狀，則表示對此食物無過敏現象。

030 與過敏檢驗有關的免疫球蛋白E

與引發過敏反應最有關係的免疫球蛋白 E 是過敏檢查的重要標的物,特別是對過敏原有特異性的免疫球蛋白 E。

　　在前文(見 28 頁)有提到大部份與免疫有關的抗體分子被稱為**免疫球蛋白**(immunoglobulin;Ig),這些免疫球蛋白中又以 IgE 與引發過敏的即發型過敏反應息息相關。因此,無論是體內或體外試驗,檢測 IgE 之量是「過敏檢驗」的基本意義與動作。

　　從前文陸續談到的「過敏免疫反應」可知,IgE 與免疫系統抵抗寄生蟲感染和過敏反應有關。因此,當檢測得知血中 IgE 的量上升時,可能是上述兩種情形或其他與免疫系統有關的生理病理增加所致。IgE 之所以與過敏的免疫反應有關,主要是在於其分子結構上的**不變區**通常易與**免疫細胞結合**(五類免疫球蛋白中唯一具備的特性)。以量本來就極少的 IgE 來說,人體內大部份的 IgE 都利用不變區結合到組織黏膜的**肥大細胞**或嗜鹼性球細胞膜上,因此血中游離的 IgE 量更低了。

　　游離 IgE 的生命**半衰期**(half-life)不到三天,結合到細胞上的 IgE 則隨著細胞的生命週期一起代謝。無論有沒有「過敏體質」的人,當身體首次接觸到過敏原時,其「抗原成份」會被 B 細胞所認識,B 細胞「通知」漿細胞產生許多可與過敏原結合的**特異性 IgE** 於血中。Sp. IgE 與位於局部組織黏膜上的肥大細胞、嗜鹼性球接合並「待命」。當下次再接觸到相同過敏原時,組織中被 Sp. IgE **致敏化**(sensitized)的肥大細胞,會透過細胞表面的 IgE 與過敏原結合。啟動一連串的反應,引發過敏病症。在 32 頁有關「過敏體質」章節裡提到,會過敏的人在反覆或持續接觸到過敏原時,所生成的 Sp. IgE 於血中之**量比正常人多**,所以,抽血檢測 IgE 或執行皮膚試驗時經常得到超過正常標準值的數據或陽性反應結果。這即是過敏檢驗 IgE 的基本意義。

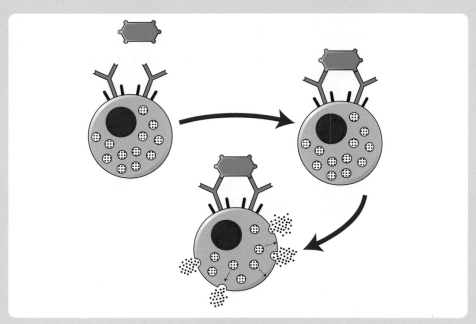

IgE 與肥大細胞結合後再次與過敏原接合時引起細胞顆粒破裂

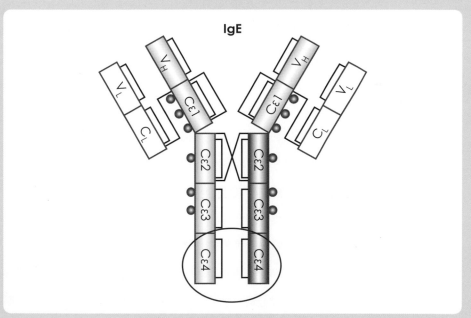

IgE 分子模式圖中不變區的末端（紅圈）是與細胞結合之處

031 皮膚試驗的意義

利用病人自己的皮膚當作「反應場所」所執行的皮膚試驗，是最能忠實反應出
人體 IgE 與肥大細胞活化的情形。

　　從本書前文多處（特別可參見 20 頁）所提到的過敏免疫反應中，真
正引發過敏病症的情況是當被 IgE 致敏化（結合）的肥大細胞與過敏原再
接觸的時候。此時，啟動一連串的細胞內反應，肥大細胞內的多種顆粒會
胞解破裂，釋出**組織胺**、**前列腺素**、血清胺、動素類等具有生理作用的化
學媒介物和細胞激素。這些化學物質可引發血管擴張、通透性增加及平滑
肌收縮，造成臨床症狀。過敏病人的症狀無論是好發於呼吸道、腸胃道或
皮膚上，其全身真皮組織內的肥大細胞同樣也同時「過度敏感」地「活躍」
著！

　　因此，過去在研究過敏免疫的學者或醫師，大都認為過敏的**皮膚試驗**
（skin test）是最能忠實反應出人體（以表皮做爲代表場所）IgE 與肥大細
胞活化的情形，也可避免體外抽血法可能造成的生理「僞陰性」或「弱陽
性」，畢竟循環血液中的過敏 IgE 是固著在肥大細胞後「用剩」的，只能
以血中 IgE 量的多寡來推估過敏原抗體是否與過敏症有關，其他的過敏相
關因素完全無從得知。對某些醫師來說，他們比較「相信」皮膚試驗，以
皮膚做為「反應場所」直接看哪一種過敏原所引發的小腫塊，較符合有「眼
見為憑」觀念之醫師的想法。凡事都有正反兩面，屬於「侵襲性」活體（*in
vivo*）的皮膚試驗，聽起來很好，但還是有些缺點及執行上的限制。先不
談侵襲性活體穿刺的危險性，其他例如當有用藥治療（須停藥）或皮膚本
身已有過敏疹或斑塊時（會干擾）無法執行皮膚試驗；皮膚試驗陽性反應
斑塊大小的標準與級距，除非是無異議的強烈反應，否則用尺及肉眼判讀
弱陽性與陰性反應間的些微差別，難免會有「自由心證」的疏失。

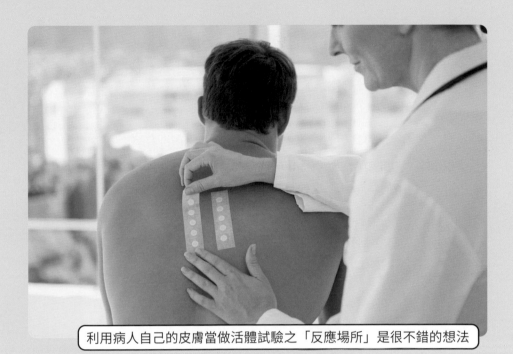

利用病人自己的皮膚當做活體試驗之「反應場所」是很不錯的想法

皮膚測試種類

1. 抓痕測試（Scratch test）：將潛在過敏原滴在被標記的皮膚上，並將過敏原刮入皮膚（非侵入），之後觀察受試者有無過敏反應。

2. 皮膚皮內測試：與抓痕測試類似，唯一的差別在於過敏原會被注入皮膚外層（詳情請見第78頁）

3. 貼布測試：將過敏原以貼布貼在受試者的皮膚上，時間較長，通常需要48個小時，才能讓所有延遲的過敏反應出現。

032 醫師是如何幫我們做皮膚試驗？

由於皮膚試驗屬於一種侵襲性的活體試驗，需要由受過專業訓練的醫師來親自操作。

對某些有「能力」及「收費許可」的醫師來說，他們比較「相信」自己在診間執行的**皮膚試驗（skin prick test）**。以皮膚做為「反應場所」直接看哪一種過敏原所引發的小腫塊，如此「眼見為憑」，他們（特別是歐美的醫師）較能接受。

常備有數十種純化的過敏原試液，經問診後挑選一些過敏原項目，使用細針挑刺（因此才有英文 prick 一字）或前端有圓圈小刺的八、十二爪裝置（見右頁右上圖）印壓，讓過敏原進入真皮層，經 10 ～ 20 分鐘的等待後看哪一個相對應位置的手前臂或後背皮膚有斑塊反應。

由於皮膚試驗這種屬於「侵襲性」的檢查有許多麻煩之處，例如小朋友哪會乖乖的讓醫師打十幾針且位置要區隔固定（所以才有多項壓刺爪的發明）；等待反應時，醫師要在旁待命以預防（急救）萬一因過敏原注入體內所引起的急性過敏休克症；耗費人力物力的檢查，健保給付又少的離譜。因此，國內大多數有看過敏病的醫師（特別是小兒科）對皮膚試驗興趣缺缺，除非是**接觸性皮膚炎的研究門診**。

有關體內的皮膚試驗與體外的抽血定量檢測 Sp. IgE 之基本比較，相信所有醫師都明白，過敏病症的**發作、嚴重程度**與**接觸過敏原的頻率和數量有關**，接觸多當然血中 Sp. IgE 的濃度可能也高。雖然美國過敏醫學會早在數十年前就已訂定一個測量（用特製尺）皮膚斑塊大小的標準與級距，除非是無異議的強烈反應，否則用尺及肉眼判讀弱陽性與陰性反應間的些微差別，難免會有「自由心證」的疏失，特別是想在多種過敏原陽性下找出「次要」（minor）過敏原。相反地，抽血驗抗體有科學化的量化數據報告，所以沒有這方面陽性級距判讀的困擾。

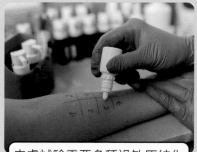

皮膚試驗需要多種過敏原純化試劑

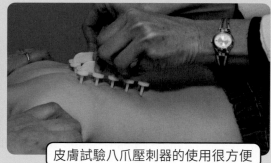

皮膚試驗八爪壓刺器的使用很方便

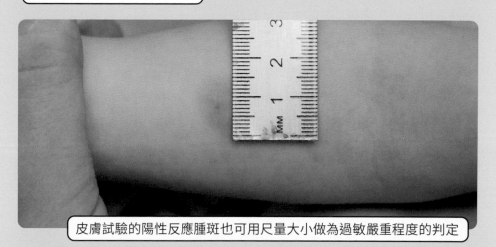

皮膚試驗的陽性反應腫斑也可用尺量大小做為過敏嚴重程度的判定

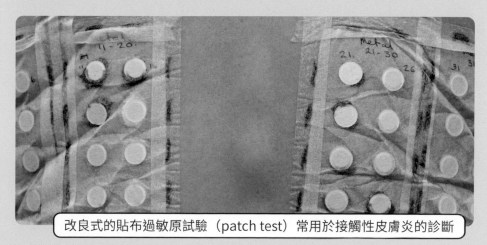

改良式的貼布過敏原試驗（patch test）常用於接觸性皮膚炎的診斷

033 抽血的過敏體質篩檢

與過敏檢驗最有關係的 IgE 總量測定雖無法得知與過敏原的關係，但若視為通論的「過敏體質」篩檢是可行的。

　　就一般的認知，血中的免疫球蛋白 E（IgE）大量出現與**過敏反應**（hypersensitivity，atopic reaction 或過敏 allergy）或寄生蟲（特別是會穿透組織遊走的蠕蟲）感染有關。IgE 在血中的量很少（約占所有免疫球蛋白的 0.01%）且游離 IgE 的**生命半衰期**不到三天，所以，有關 IgE 的研究直到上世紀 50、60 年代才陸續開展。

　　學理上，循環系統中 IgE 的量不多，可能是大部份都跑去與肥大細胞結合。游離的 IgE 半衰期只有 2.7 天（結合到肥大細胞上的 IgE 之壽命則隨著細胞代謝），也就是說當下抽血驗得的 IgE 量為 100 IU/ml，八天後（期間沒有再接觸到過敏原）只剩 12.5 IU/ml。因此，所謂的 **IgE 總量檢測**（亦可稱為「過敏體質抗體」篩檢）是指游離於血中與過敏有關的 IgE（過敏原特異性 IgE）加上其他生理功能或因寄生蟲感染所生成的 IgE 總合。現今，因社會進步，症狀明確的寄生蟲感染病已不多見。當測出 IgE 總量升高時應是與過敏有關，且這些 IgE 大都是吸入性過敏原（如塵蟎、動物皮毛屑、蟑螂、黴菌孢子）特異性的 IgE，因為您每天與之共處而不自知。免疫系統對於過敏原持續刺激所生成的 IgE，除了致敏化全身各組織的肥大細胞外，還有剩餘在循環系統裡被測到含量超過正常參考值。

　　由於檢驗系統各有擅長，國內實驗室所使用的廠牌也很多樣，IgE 總量的正常參考值差距不小，且學理上各年齡層的正常 IgE 值有所變化。為讓讀者較易明瞭，將各實驗室提出的正常參考值簡化整理於右頁表，需提醒，欲比對報告數值，應以同一實驗室（相同檢驗系統）為準。

　　根據筆者從事過敏檢查十多年的經驗，一般會做 IgE 總量檢查並尋求

IgE 總量的正常參考值

年　齡	參考值 IU/ml
1 歲以下	＜ 8 ～ 53
1 ～ 5 歲	＜ 50 ～ 160
6 ～ 9 歲	＜ 90 ～ 300
10 歲以上及成人	＜ 100 ～ 160

	過敏原	代碼	陽性級距	定量濃度	KU/L ＝ IU/ml
吸入性	屋塵蟎	d1	5+	75	
	粉塵蟎	d2	4+	45	
	屋塵	h1	3+	7.0	KU/L
	德國蟑螂	i6	2+	3.0	
食物	螃蟹	f23	2+	1.5	
	黃豆	f14	1+	0.5	加總 132.0

過敏體質篩檢意義的受測者年紀大都超過十歲，且 IgE 總量從新生兒到十歲前的變化最大（逐漸升高）。因此，我提出的參考值更簡單（正常＜ 0 100 IU/ml），符合現況也方便記憶。

理論上，各種（萬一有）過敏原 Sp. IgE 的總合即是 IgE 總量。當某位確實的過敏患者，若檢驗了數十種可能經常接觸的過敏原 Sp. IgE 所得之結果（舉例如上表），因單位相同，加總起來預估他的 IgE 總量應超過 200。

根據臨床經驗，只利用 IgE 總量來判定有無**過敏疾病**是不恰當，因為常見有 IgE 總量＜ 80（正常），而同時（同支檢體）測 Sp. IgE 得到屋塵蟎有大於 3+（3.5 ～ 17.5 IU/ml）的陽性結果，仍可判定塵蟎是引發過敏的兇手證據。

034 檢驗臍帶血內免疫球蛋白 E 有何意義？

透過新生兒的臍帶血低值免疫球蛋白 E 檢查，可有效篩檢出過敏高危險群新生兒。

根據研究顯示，過敏疾病與父母的體質遺傳有極大關聯（參見 38 頁），縱使父母都沒有過敏，子女將來是過敏寶寶的機率仍然有一、兩成。因此，透過新生兒的臍帶血**低值免疫球蛋白 E**（low range total IgE）檢查，可有效篩檢出過敏高危險群新生兒。結果若高於 0.90KU/L，表示新生兒以後發生過敏病的機率會相當高，對於高危險群新生兒可以藉由長時間的餵食母乳或其他「低敏奶粉」來降低嬰幼兒長大以後過敏發病的機率。

IgE 是五類免疫球蛋白之一，與同是單元體的 IgG 相比，分子量（190 Kdt.）多出數十 K，因此，母體的 IgE 無法通過胎盤。臍帶血裡若存在有 IgE 時，表示胎兒在免疫系統的分化成熟過程中已發展出生成 IgE 的能力（屬於過敏體質遺傳的環節之一），這與日後嬰兒容易發生過敏病的機率有關。話雖如此，但並非絕對，因為它只是一項預估值，讓家長得知小孩日後發生過敏性疾病的機率有多高。由於臍帶血的 IgE 濃度極低，故大多數市售針對檢測成人 IgE 含量的儀器及試劑對於嬰幼兒的 IgE 缺乏精確定量的能力。目前國內常用的檢測系統中，僅有一家美國大藥廠的 UniCAP 系統有針對臍帶血特別設計的 IgE 檢測試劑，名稱為 total IgE "Low Range"，以別於一般成人血液檢體所用的 total IgE。其有效定量檢測範圍可達 0.35 kU/L 以下（一般成人的 total IgE 試劑只要低於 1.0 kU/L 即完全無法定量），故能準確地篩檢出真正的過敏高危險群新生兒。

透過臍帶血低值免疫球蛋白 E 的檢查，找出有過敏體質的新生兒危險群後，母親應明白照顧這些過敏寶寶要儘量餵食母乳或低致敏水解奶粉，易致敏的蛋白質食物應要避免。家裡應隨時保持清潔、乾燥，禁止養貓、

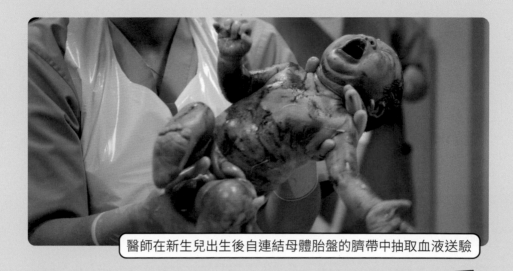

醫師在新生兒出生後自連結母體胎盤的臍帶中抽取血液送驗

新生兒過敏預防

一、懷孕期間

1. 若已知家族中有過敏症狀，媽媽懷孕時可盡量避免食用會令家族成員過敏的食物。
2. 避免待在充斥過敏原的環境，如灰塵、塵蟎、髒空氣等。
3. 遠離二手菸

二、寶寶出生後

1. 建議哺餵母奶至少4至6個月，或改吃水解配方奶粉。
2. 能夠吃副食品後，要少量多樣，不僅營養均衡，也可以增加食物的耐受性，挑選上可以優先選擇低過敏性食物。

狗寵物，父母有抽菸習慣應避免在家裡吸菸。隨時注意觀察幼兒健康情況，找尋過敏專業小兒科醫師，定期回診，保持聯絡，以便隨時提供協助救護。父母親應有耐心，不要悲觀，不任意更換醫師，詳細記錄幼兒過敏症狀，聽從醫師囑咐，密切合作，如此才能戰勝過敏疾病。

035 什麼是過敏原特異性免疫球蛋白 E？

與引發過敏反應最有關係的免疫球蛋白 E 是過敏檢查的重要標的物，特別是對過敏原有特異性的免疫球蛋白 E。

前文提過，有過敏體質的人再次吸入或吃進會引發過敏症的過敏原後，免疫系統會生成對此過敏原有特異性的（specific）IgE。人體四種主要免疫球蛋白（IgD 除外）中，IgE 的量本來就很少（占全部免疫球蛋白的 0.01％），加上大部份與組織黏膜內的肥大細胞結合，游離於血中的 Sp. IgE 更是所剩無幾。血中的 IgE 量少且生命半衰期平均不到三天，需要有優質的過敏原純化成試劑（特異性）之科技及研發靈敏度較佳的免疫學分析方法，還得配合適當的採血時間點，才能將如此微量又要求特異性高的過敏原 Sp. IgE 測得「準」！

基本上，抽血驗過敏原 Sp. IgE 分為兩大系統。一是源自傳統的血清免疫學觀念與技術，先求發展出測得「好」、又準的過敏原試劑供實驗室選擇，組成套組（panel）一項一項過敏原單獨定量分析，例如 *Phadia* **ImmunoCAP**（右頁圖）。另外則是從嘗試將這麼多的過敏原「一網打盡」之思維入手，研發如何利用各種技術將血清灌注於「分析體」上，一次同時測定數十種過敏原（可參見 88 頁），例如名為 **MAST**（**m**ultiple **a**llergen **s**imultaneous **t**est）的三十六項過敏原檢測和 BioIC **微流體晶片蛋白陣列系統**（見 89 頁圖）。無論從價格、實用性或分析準確度來說，兩大系統各有利弊，若以定量檢測的角度來看，筆者個人是比較相信單項的過敏原 Sp. IgE 檢測。過敏原不分項目，使用 FEIA 或 CLIA 方法所測的量及單位，在國際過敏相關學會的研究與整合（含過敏分級）下已逐漸統一，整理於 89 頁表供各界參考。

由食物過敏原 IgE 所引起的過敏通常立即（十分鐘內）發作且症狀複

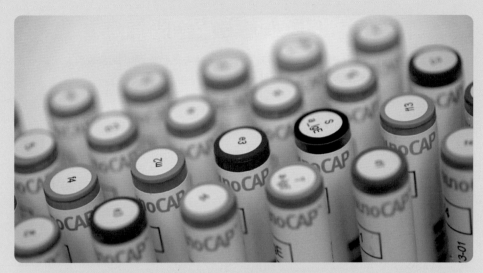

定量檢測過敏原 Sp. IgE 最常用的單項過敏原試劑（上）和分析儀（下）

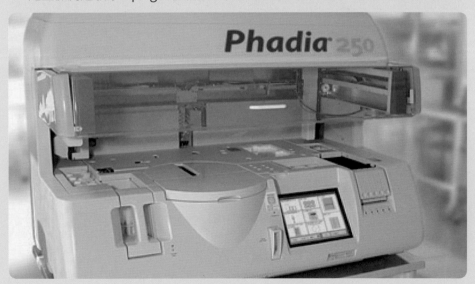

雜。幼兒若對牛奶過敏，五歲後，九成不再發生，但對花生、堅果、魚蝦海鮮過敏者，常常持續終生。經過檢驗找出過敏原後，一年內若能完全不接觸特定過敏原，約有三成以上的人不會再有食物過敏症，不過，Sp. IgE還是可能測得到。

036什麼是過敏原群篩檢？

提供新思維的過敏檢驗試劑，讓醫師可選擇先定量檢測「過敏原群」，以縮小後續要找出主要過敏原的範圍。

會引發過敏症的過敏原雖然有主要、次要之分，在台灣，「有意義」且常見的過敏原超過五十種。無論國內外的醫師欲透過抽血的 Sp. IgE 檢測來找出過敏原，基於費用及效益考量，實在無法每樣都做。因此，過去某瑞典醫藥大廠根據其在過敏原檢測的豐富經驗，從原本純化的單項過敏原製劑中，挑選出三至六項符合全球各地過敏原盛行率、合適使用的過敏原混合（allergens mix）於他們所稱的「單一 CAP」內。讓醫師可根據過敏患者的病症、病史及生活飲食習慣，選擇先定量檢測「過敏原群」，以縮小後續要找出主要過敏原的範圍。

經由推廣，國內有一種**吸入性**（inhalant）過敏原群及**兩種食物**過敏原群（fx2、fx5），常用來檢測血中對過敏原有特異性反應的免疫球蛋白E（allergen Sp. IgE）。**Phadiatop**®（原是商品名，現已成為檢驗名稱）混合了屋塵蟎、粉塵蟎、德國蟑螂、貓狗皮毛屑、黴菌孢子混合（mold mix）、花草樹花粉混合（pollen mix）等十九種；**海鮮食物過敏原群**（fish/shell mix；fx2）混合鱈魚、鮪魚、鮭魚、蝦、紫貽貝五種海鮮；**常見食物過敏原群**（food mix；fx5）則是蛋白、牛奶、鱈魚、小麥、花生、大豆等六種。

由於血液中對各種過敏原有特異性反應的 IgE 量極微，一般說來，篩檢試劑中的成份愈多樣反而敏感度降低（亂槍打鳥都打不中或無法一擊斃命）或遮蔽了「邊緣」過敏原。所以，無論是最低標準（＞ 0.35 KU/L，1+）或高等級（＞ 100 KU/L，6+）均可判定為「陽性反應」。根據筆者多年的經驗，Phadiatop 檢出率之所以這麼高、Sp. IgE 量也多，全是因為十多

嬰幼兒混合過敏原檢測

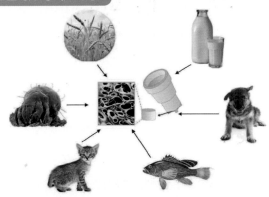

嬰幼兒混合過敏原檢測 immunoCAP 試劑除了有重要的吸入性過敏原如塵蟎、貓狗皮毛外還混有食物過敏原牛奶、小麥、魚等。

項過敏原裡的塵蟎「作祟」（屋塵蟎、粉塵蟎在台灣是最重要的過敏原，檢出率都超過 50、60％以上）。至於食物過敏原方面則較「正常」，檢出率約在 7～10％以下，Sp. IgE 的量大都介於 0.35 至 3.5（1+～3+）之間。因此，「過敏原群定量篩檢」（特別是 Phadiatop）被我們視為「**陰性工具**」，能準確辨識出對主要過敏原沒有反應的個案，這對醫師的診治來說也很重要。例如某位小朋友家裡很乾淨、沒鋪地毯、沒養貓狗鼠等寵物、寢具都有用防塵蟎套包著，但學校附近雜草叢生（開花季？），檢驗 Phadiatop 得 1.20 KU/L（2+）。透過刪去法及配合過敏症狀（如鼻炎、眼睛紅腫……），醫師心裡有譜，可能是對花粉過敏，如有必要需進一步對各種「嫌犯」單項檢測。

　　食物所引起的過敏症以表現在腸胃道及皮膚為主，吸入性過敏原常造成氣喘、鼻炎等呼吸道病症。但這只是一般的通則，臨床上偶見有過敏寶寶吃草莓或花生醬所引起的急性呼吸道症狀比濕疹、蕁麻疹還明顯的個案。因此，未成年的小朋友要篩檢過敏原，強烈建議最好吸入性及食物過敏原群都做。

037 多項過敏原特異性 IgE 同時檢測套組

將多種過敏原的抗原成份物質逐項附著到一個載體，同時可測定血中多種過敏原 Sp. IgE，故名為經濟方便的「套組」。

前文有提到，在抽血驗過敏原 Sp. IgE 的兩大系統之一是嘗試將這麼多的過敏原「一網打盡」之思維入手，研發如何利用各種技術將血清灌注於「分析體」上，一次同時測定數十種過敏原（故名為多項過敏原檢測套組）。例如名為 MAST 的三十六項過敏原檢測和 BioIC **微流體晶片蛋白陣列**系統。

從 MAST 的英文 multiple allergen simultaneous test 譯名即可知道這是一種「可**同時**測定**多種過敏原** Sp. IgE」的檢驗系統。廠商將研發出來具有過敏原的抗原成份物質逐項附著到一個載體（column）上（見右頁圖），使用時將血清檢體注入 column 中，經過一段反應時間（待血中的 Sp. IgE 與載體上的過敏原結合），透過清洗及 CLIA 免疫分析作用，再用儀器判讀化學冷光反應的強度來決定陰陽性結果（可視為半定量）。同時測定血中的 IgE 對二十種吸入性及十六種食物過敏原是否有反應，相當經濟方便，是不是那麼「準」，其實並不重要了！

過敏原不分項目，使用 FEIA 或 CLIA 方法所測的量及單位，在國際過敏相關學會的研究與整合（含過敏分級）下已逐漸統一，整理於右頁表。

至於 BioIC **微流體晶片蛋白陣列**系統是指以微流體實驗室晶片為工具配合專利的微流體驅動技術、微陣列技術、影像分析處理及表面處理技術所發展出來的過敏原檢測系統。研發過敏原有效抗原成份的純化與製作，以及避免各種過敏原之間的「交叉反應」，才是本系統是否成功（或好用）的關鍵。

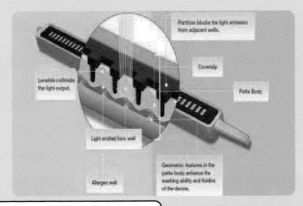

MAST 吸附血清的 column 由www.medphar.com.tw提供

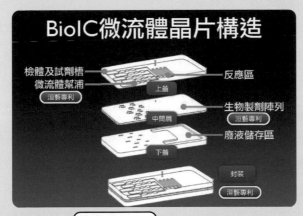

微流體晶片 由www.gmallergy.com.tw提供

ImmunoCAP 參考值		MAST 比對定量法判讀參考值			
定量濃度 KU/L	過敏 分級	冷光強度	Sp. IgE KU/L	過敏等級 比對	濃度判讀
< 0.35	0	< 10 LU	< 0.21	0	陰性
0.35~0.70	1+	> 11 LU	> 0.22	0/1+	很低
0.70~3.50	2+	> 26 LU	> 0.70	1+	低
3.50~17.50	3+	> 65 LU	> 2.50	2+	中度
17.5~50.0	4+	> 142 LU	> 5.00	3+	強
50.0~100.0	5+	> 242 LU	> 10.0	4+	很強
> 100.0	6+				

039 何謂過敏原交叉反應？

同種類或看似毫無關聯的過敏原，若有相似的抗原成份而引發過敏病，此時可稱這兩種過敏原有免疫學上的交叉反應。

過敏原的交叉反應（allergen cross-reaction）是免疫學上的專有名詞。簡單說，如果你接觸到某種東西而引起過敏反應，某些**相類似**或**想像不到**的東西可能也會造成相同的過敏病症，此時，可以說這兩種東西的過敏原成份相似且可引起免疫交叉反應。臨床上常見的過敏原交叉反應現象分述於下。

一、牛奶過敏者，可能會對相關動物（如羊）的奶製品；牛肉及牛皮屑中的過敏原成份也過敏。

二、對雞蛋的蛋白或蛋黃過敏者，要注意相關動物（如鳥、鴨、鵝）蛋的蛋白、蛋黃以及母雞和小雞的血清或肉內之過敏成份。

三、蝦、龍蝦、蟹和淡水螯蝦中已發現有共同的主要過敏原，原肌球蛋白是蝦中的主要過敏原，但也可在**塵蟎、蟑螂**及其他**昆蟲**中發現。在七種被發現的蝦過敏抗原中，兩種是與其他甲殼動物如螃蟹所共有的，而只有一種是蝦子才有的特異性過敏抗原。

四、對魚（如鱈魚）過敏的病患，也似乎會對同種類的鱈魚及鯖科魚（如青花魚和鮪魚）過敏。

五、同屬不同種的小麥之間會產生廣泛的交叉反應，與牧草花粉間產生的某些交叉反應類似。

六、部分對花生過敏的病患會同時出現花生和樹堅果如核桃、腰果、胡桃、開心果的過敏反應，而可能是由不同科別的樹堅果所引起，通常第一次接觸時就會出現過敏反應，並可能很嚴重。其原因單純是交叉反應，還是由患者體內同時存在的獨立過敏反應所造成的，至今仍不清楚。

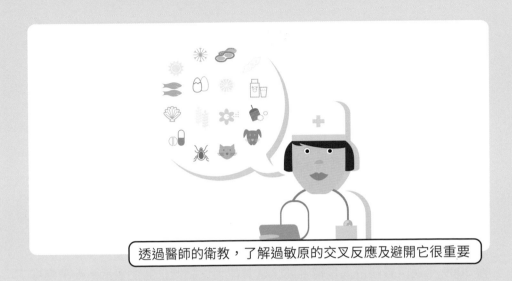

透過醫師的衛教，了解過敏原的交叉反應及避開它很重要

　　七、根據黃豆過敏的研究指出，黃豆中含有的幾種抗原成份會與其他豆科植物如花生、豌豆等產生交叉反應。

　　八、與同屬不同種植物之間可能會產生廣泛的交叉反應，榛果與樺樹花粉之間可能有交叉反應。樺樹花粉熱與榛果、蘋果、奇異果、胡蘿蔔、馬鈴薯及其他蔬菜的致敏作用之間也有關係。對樺樹花粉過敏並患有口腔過敏症候群的病患通常也會對蘋果或榛果過敏。

　　九、花粉演進成果實的過程中，具有會引發過敏的小分子胺基酸存在於果實表皮上或內，例如草莓上的小刺。所以，臨床上發現，有花粉症的人也常在接觸（不一定是吃）到強烈「過敏水果」後出現嘴唇、皮膚及腸胃道的過敏病症。而花粉過敏症的人容易對蘋果、西洋梨、櫻桃、水蜜桃、奇異果、芒果、橘子、香瓜、草莓、西瓜及香蕉等產生過敏反應。

　　十、對塵蟎過敏的人，也常驗出室內的灰塵有陽性反應，因為室塵即是家裡面會引發過敏的綜合物（以塵蟎為主）。

　　十一、德國蟑螂的分佈廣且過敏抗原性強，加上與美洲蟑螂的抗原分子有交叉反應，所以多種會引起過敏的蟑螂只驗德國蟑螂即可。

041 嗜酸性球陽離子蛋白 ECP 檢查

ECP 是目前所知唯一可被用來檢測的嗜酸性球毒性蛋白，在血中的濃度可反應出慢性氣喘發作時氣管阻塞的嚴重程度。

前文提及，在過敏的初步反應中，被 IgE 致敏化的肥大細胞與過敏原接觸後會放出三大類、十六種**化學介質**和**細胞激素**（cytokine）。除了引起即發型過敏症狀的化學物質如組織胺外，另有些細胞激素會「通知」免疫細胞來組成「豬隊友」大隊。其中最主要的為**嗜伊紅性白血球**（嗜酸性球；eosinophil），原本於寄生蟲感染時可毒殺外來細胞，但在過敏反應卻「幫倒忙」，加重過敏炎症。

嗜酸性球之四種磚紅色大顆粒各含有不同的毒性蛋白，當嗜酸性球活化時顆粒會破裂釋出蛋白，其中以**嗜酸性球陽離子蛋白**（eosinophil cationic protein；**ECP**）最重要，常被發現大量存在於氣喘患者之氣管壁上及氣管沖洗液中。ECP 是一種單鏈的多胜肽，由 160 個胺基酸構成，分子量 18.4 Kdt.。ECP 具有類似**打洞素**（perforin）的作用，可在細胞膜上穿孔讓細胞受傷死亡。這亦算是一種廣義的發炎現象，ECP 持續傷害呼吸道上皮細胞，加重了過敏性氣喘的嚴重程度。

後文（98 頁）會提到，嗜酸性球的增加與過敏和寄生蟲感染有關。ECP 量多代表**活化**的嗜酸性球也多（釋出 ECP），故可用來判斷過敏炎症的嚴重程度或用來排除寄生蟲感染的可能性（檢查嗜酸性球的數量）。對過敏氣喘患者而言，驗周邊血中嗜酸性球的數量（eosinophil count）雖可大概推估呼吸道組織發炎的情形，但定量檢測 ECP 卻能進一步明白血液及組織中活化的嗜酸性球所釋出之 ECP 量，ECP 數據高，代表呼吸道上皮細胞「浸潤」著不少活化的嗜酸性球。

離開身體（抽血後）的嗜酸性球還會持續釋出 ECP，隨著時間及溫度

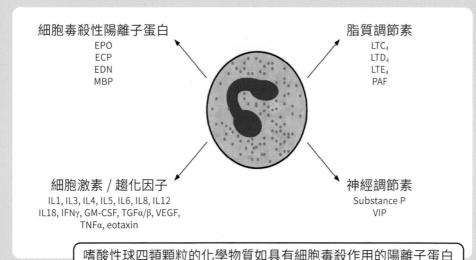

細胞毒殺性陽離子蛋白
EPO
ECP
EDN
MBP

脂質調節素
LTC_4
LTD_4
LTE_4
PAF

細胞激素 / 趨化因子
IL1, IL3, IL4, IL5, IL6, IL8, IL12
IL18, IFNγ, GM-CSF, TGFα/β, VEGF,
TNFα, eotaxin

神經調節素
Substance P
VIP

嗜酸性球四類顆粒的化學物質如具有細胞毒殺作用的陽離子蛋白

愈高而增加，因此，抽血後的檢體運送、保存、凝固時間及分離血清之掌握，務必依照一定的標準作業流程（SOP）。

嗜酸性球參與多種過敏病的發炎反應，其中以**氣喘**最常見也最重要。曾有不少病理解剖報告指出，在死於氣喘之病患的下呼吸道及肺部充滿阻塞性黏塊，有極多的脫落上皮細胞和嗜酸性球。後來證實此與嗜酸性球大量聚集並釋出毒性蛋白，造成氣管表皮細胞的崩解及肺部組織的破壞有關。ECP 是目前所知唯一可用於檢測的嗜酸性球毒性蛋白，用以評估嗜酸性球的活化及做為過敏發炎程度之指標，當過敏炎症舒緩時，ECP 會立即呈現下降的趨勢。除了氣喘、異位性皮膚炎外，一些類風濕性的關節自體免疫病、痛風及蠕蟲感染也會引起嗜酸性球增多、活化、放出 ECP，醫師若開單檢驗 ECP 並非用來診斷而是治療監測。

ECP 可反應出慢性氣喘發作時氣管阻塞的嚴重程度，即 ECP 高值者，其肺功能會較差。若醫師給予抗氣喘的類固醇消炎藥物如**腎上腺皮質固醇**（corticosteroid）、**可體松**（cortisone），會使患者的 ECP 很快降低，因此，ECP 常被用來監控氣喘藥物的使用效果。

042 嗜酸性球的數量與過敏有何關係？

寄生蟲感染與過敏反應都會引起 IgE 量的上升，但過敏病症較不會造成嗜酸性球在數量上太明顯的增加。

在前文（見 36 頁）有提過，人類對抗寄生蟲感染所產生的免疫作用，如**免疫球蛋白 E**（IgE）的大量生成和**嗜酸性球**（eosinophil，一種白血球）的增加這兩種結果，與過敏反應相似。而在過敏病或「過敏體質篩檢」的檢查中，當驗出 IgE 的量高於正常值，實驗室常會建議醫師再開立「嗜酸性球數量」的檢查，因為可從嗜酸性球的數量來判斷 IgE 量的增加是否可以排除寄生蟲感染？原則上，若能搭配臨床症狀（或再加驗其他進一步的寄生蟲檢查），IgE 與嗜酸性球的量都增加時，醫師的診斷方向會朝向寄生蟲感染。反過來，嗜酸性球的量正常而只有 IgE 增加時，診斷將會指向過敏病！

嗜酸性球是血液裡的一種白血球，直徑大約 12 ～ 16 微米，二葉細胞核。透過染色（對酸性染劑如伊紅 eosin 有親和性），細胞質被著染出許多磚紅色大顆粒，因此名為**嗜伊紅顆粒白血球**（eosinophilic granulocyte）或簡稱嗜酸性球（eosinophil）。嗜酸性球占所有白血球 1 ～ 7%，主要的生理功能是吞噬寄生蟲抗原與抗體的複合物（寄生蟲侵入人體後刺激我們的免疫系統產生抗體，當對應的抗體與寄生蟲抗原結合後會吸引嗜酸性球前來幫忙破壞）以及協助調節過敏反應的嚴重程度。與過敏免疫反應有關的即是可溶性顆粒中的細胞素和蛋白，如**陽離子蛋白**見 96 頁。

大部分（九成）嗜酸性球數量的上升（超過 7% 或大於 400 個 / μl）與過敏病（特別是氣喘、異位性皮膚炎）或寄生蟲感染有關，其他少數上升的情況可能是由惡性腫瘤、肺結核、霍金森氏症、藥物過敏等所致。

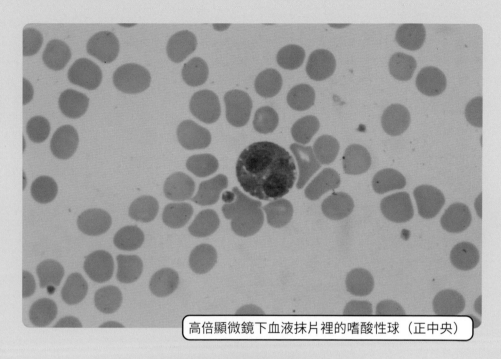

高倍顯微鏡下血液抹片裡的嗜酸性球（正中央）

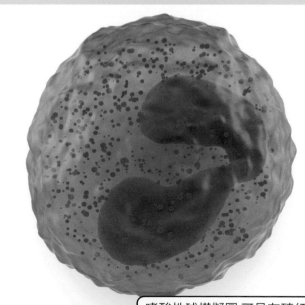

嗜酸性球模擬圖 可見有磚紅色的大顆粒

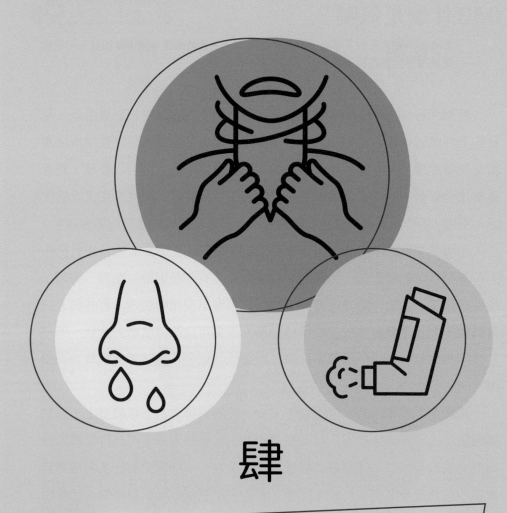

肆

與呼吸道有關的過敏病

044 幼童過敏性氣喘

在小朋友的過敏病中，以嬰幼兒氣喘因臨床上呈現呼吸窘迫現象，最令有過敏兒的家長擔心。

醫界曾在台北市做過四次大規模的調查，以 7 ～ 15 所國小的學童為對象。結果發現，台北市學童氣喘病發生率在 1974 年為 1.3％，然後快速增加，1985 年為 5.1％，1991 年為 5.8％，到 1994 年底高達 10.8％，二十年間增加超過八倍。幼童氣喘在近幾年可說是愈來愈嚴重。

當具有遺傳性過敏體質的新生兒於出生後半年內，受到環境中的致敏因子誘發，會於其體內形成不正常的免疫防禦機轉（過敏反應）。此因遺傳所導致的過度敏感免疫反應一旦表現出來，而環境中的過敏原沒有透過環境改善加以適當地降低，則會於其遺傳異常的各種組織器官（如支氣管、鼻腔、皮膚、腸胃道、眼結膜等）引發持續性過敏炎症反應，最後造成組織器官破壞，甚至有永久纖維化的情形。因此，在小朋友的過敏病中，以嬰幼兒氣喘因臨床上呈現呼吸窘迫現象，最令過敏兒的家長擔心。

氣喘病的發作可發生於各個年齡層，甚至見於才出生幾週的新生兒。超過一半的氣喘病童，其首次氣喘發生於兩歲以內；而在一歲以前就曾發作的病童則有一成。在這些病兒中約有三、四成於上小學後仍會有持續性的喘鳴發作，此即是所謂的「嬰幼兒早發型氣喘」。

對醫師來說，要會同父母一起來評估氣喘病童呼吸道阻塞的嚴重度往往是困難的，所以，醫界常運用右頁表所列出之客觀與主觀的指標，可以提供一個還算精確的評估，以做為治療的指引。

雖然大家都知道誘發嬰幼兒過敏性氣喘最重要的吸入性過敏原是塵蟎（可參見 48 頁），但有些會引起嬰幼兒異位性皮膚炎的食物也易誘發氣喘，這反而是家長們較常忽略去避免的（參見 56 頁）。

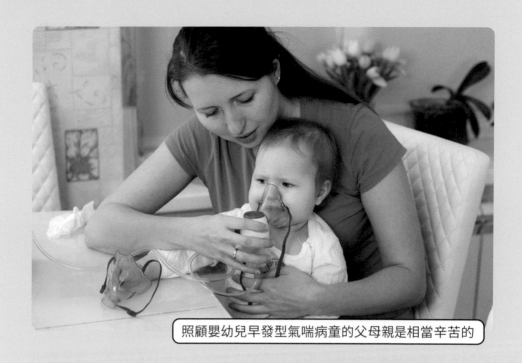

照顧嬰幼兒早發型氣喘病童的父母親是相當辛苦的

氣喘病童急性發作嚴重程度的評估

症　狀	輕　度	中　度	嚴　重
呼吸次數	正常或微增	增加	明顯增加
神智（清醒度）	正常	正常	減少
呼吸短促	輕微	中度	嚴重
呼吸輔助肌肉之使用	通常正常（無肋間凹陷等）	中度	用力
膚色	正常	蒼白	可能發紺
呼吸聲聽診	呼氣時喘鳴	呼吸氣時都有喘鳴	逐漸聽不到
氧氣飽和度	95%	$90 \sim 95\%$	$< 90\%$
$PaCO_2$（動脈二氧化碳）	35 mmHg	$35 \sim 45$ mmHg	> 45 mmHg

◎（參考三軍總醫院官網資料）

046 為何有些小朋友的氣喘在長大後會好？

「首次發病年齡」、「環境刺激」及「成長的生理變化」是預測小朋友長大後氣喘是否會自行變好的重要指標。

　　根據小兒氣喘名醫徐世達主任表示，過去當家長在聽到醫師說：「您的孩子有氣喘！」後便慌了。如今，他們常會冷靜地回答：「我聽說小朋友長大後氣喘自己就會好，是真的嗎？」嗯……長大就會好，這句話當然是安慰家長的好方法。但真的是如此嗎？

　　請讀者們詳閱本書上下文各章或仔細想想，氣喘主要是「遺傳基因」和「環境刺激」兩大因素所造成，這兩大病因當然也可用來評估小朋友是否會有氣喘的指標？既然遺傳基因無法改變，此時應著重來談談環境的刺激，看看有沒有什麼方法，可以預測病童長大以後氣喘還會不會持續。

　　以下內容部份參考馬偕醫院小兒感染科名醫黃瑽寧的大作《從現在開始，帶領孩子遠離過敏》。

　　根據英國及歐洲在十年前的一些長期追蹤大型研究。從寶寶出生開始，追蹤這些家庭的疾病、環境、營養等因子，研究結論：學齡前曾氣喘發作者，三分之二會於十歲後痊癒。其他類似的研究結論，大致相同：如果新生兒在出生後半年內，就因為「細支氣管炎」喘到住院，請先別太擔心他將來會有氣喘，這些寶寶有八成不是在兩歲不然就是六歲以後，便不再發了；如果孩子兩歲以後才開始喘鳴發作，甚至四歲才開始發作，反而更需要擔心，因為這些孩子痊癒的機會似乎比較低。研究結論：兩歲後才氣喘發作，痊癒機率較低。

　　這些研究結論常令國內的小兒氣喘醫師覺得很有趣，愈晚（兩至與四歲後）才首發氣喘的孩子，反而比嬰兒期就發作的幼兒更不容易好，這是什麼道理？雖然目前沒有明確的推論，但就國內外醫師的理解：這與三、

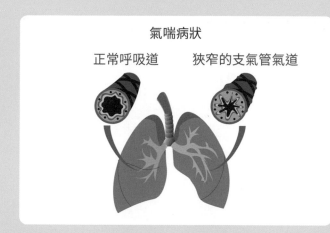

氣喘病狀

正常呼吸道　　　狹窄的支氣管氣道

小男童的支氣管較細、較窄，當氣喘發作時症狀較嚴重，但長大後支氣管變粗、變硬，以為氣喘從此就好了。

四歲的孩子進入家庭和托兒所或幼稚園絕對脫離不了關係，這些場所可說過敏原及傳染病源的溫床，孩子一旦參與團體生活，才是考驗過敏體質及其表現的時候。

　　大約五成的氣喘兒在十到二十歲間會自然好了，這與支氣管的成熟和管徑增大有關，但有少數人在成人後又會復發。氣喘症狀輕微的孩子，痊癒的機會比較大；如果是嚴重、經常發作的氣喘病，痊癒的機率較低，有95％的幼童長大後都會轉為成人型氣喘病。氣喘發病年齡與日後健康也有很大的關係，十六歲前得氣喘病者，日後健康情形較佳，反之，十六歲後才得氣喘病者，往後之健康情形較差。值得注意的是，早一點正視氣喘的問題，使用抗發炎的藥物（如類固醇）控制氣喘病，將來成長後的肺功能比較不受影響，愈早積極的治療結果愈好。有些小孩子在三、四歲時的氣喘是與環境有關，例如父母親吸菸等，長大後痊癒的機會較大；而內因性的氣喘，例如體內的過敏原特異性 IgE 及嗜酸性球的量較高者，比較容易有持續的氣喘病。在兒童的氣喘，男生多於女生，可能是男童的支氣管管徑比女童小之故，長大之後即無此差異，成人的氣喘沒有男女之別。

047 嚴重的成人氣喘

成人氣喘可能是小兒氣喘反覆發作延續到成人或者是氣喘緩解多年後於成人時再度發作，若為成人時才發生的氣喘更要注意。

　　除了慢性蕁麻疹，氣喘也是許多人想不到成年後居然才會遇到的問題。台灣十八歲以上成人發生氣喘的比例約8%，但許多胸腔內科的醫師大多認為數字不止於此。醫師們的懷疑不無道理，因為成人氣喘不易被發現，尤其年紀大，可能合併心血管疾病、糖尿病、高血壓，甚至懷疑有惡性腫瘤等其他疾病，臨床症狀易被混淆、被掩蓋。另外，年紀大的朋友活動量不大，即使因運動後呼吸不順暢，由於活動不劇烈，還不到喘的地步，患有氣喘也不容易被察覺。讓人產生最大的誤解是——不少病人常誤把氣喘當作感冒，大多以為只是這次感冒咳嗽咳的比較久，或認為自己只是常感冒，並無大礙。

　　氣喘是常見的胸腔疾病，它是因肺內小支氣管狹窄所引起，這種狹窄常可恢復，但長期患病，有些可能成為永久性阻塞。許多遺傳或環境因素是造成氣喘的主因。氣喘的主要症狀包括喘鳴、咳嗽、胸悶、呼吸困難等易可反覆發作，嚴重情形與呼吸道狹窄的程度有關。

　　高雄醫學院胸腔內科黃明賢主任曾指出：成人氣喘可以是小兒氣喘反覆發作延續到成人；也可以是小兒氣喘緩解多年後於成人時再度發作；另一種則是成人期才發生的氣喘。過去曾認為氣喘不會發生在老年人身上，但調查顯示，六十歲以上的人仍然有可能首度罹患氣喘，即使是八、九十歲的人，初次被診斷為氣喘，也非罕見。

　　以下內容部份參考黃明賢教授的著作。雖然本文的重點——成人氣喘之病徵與幼童氣喘沒什麼不同，但臨床上發現成人氣喘患者常有一定程度的**肺功能降低**現象，這與病程的長短有關且是無法復原的。另外，對於支

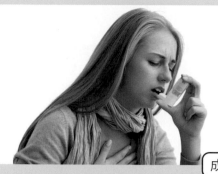

成人氣喘其實更需要積極治療與照顧

氣管擴張（特別是乙二型交感神經刺激劑）的療效反應常是不好的，且隨年齡愈長而有下降的趨勢，另外，成人也常因接觸職業相關的刺激物，造成呼吸道敏感而導致氣喘發作。

成人氣喘在病症判斷上常與慢性阻塞性肺疾（COPD）重疊，這是因為成人氣喘之肺功能與 COPD 一樣呈現某種程度的**持續性氣流阻塞變化**。雖然這兩種不同疾病的治療差不多（有些許差異），但仍需要正確的診斷。成人氣喘在流行病學的調查，顯示與小兒氣喘有特別不同之處，例如：一、如上述與 COPD 的診斷界定不明（幼童氣喘不會與 COPD 混淆）。二、由於各種慢性胸腔疾病大多有持續性肺功能降低情形，有賴臨床及肺功能檢測來界定區分。三、呼吸道阻塞對支氣管擴張劑的治療反應，與幼童氣喘大不同。四、以前的觀念認為成人氣喘也與過敏的關係密切，自幼年以來的過敏體質與氣喘的發生息息相關，目前的研究結果質疑這種相關性。因為與過敏性體質有關的檢驗結果統計，顯示其過敏反應性從三十歲以後一路下滑，但所謂的成人氣喘則常見於三十至五十歲。五、年紀愈大，對氣喘嚴重度之**自覺性評估能力愈差**，氣喘發作後自行緩解的情況不多，達到穩定所需時間也較長。六、成人氣喘的激發和病況的惡化，與病毒感染、鼻竇炎、空氣污染、氣候轉變、胃食道逆流、藥物等因素有關。且常合併其他內科方面的疾病，例如高血壓、心臟病、糖尿病等，增加用藥的困擾。

048 不可輕忽的氣喘併發症

氣喘最可怕的是會讓人產生「全身過敏反應」，其併發症也很複雜，有生理與心理兩種層面，不可輕忽。

在講到氣喘的併發症前，再提一下又稱哮喘的氣喘，全名應為支氣管哮喘（bronchial asthma），是一種呼吸道慢性疾病。發作時患者會呼吸困難，嚴重時可能導致窒息。根據醫學上對氣喘診治的定義，**長期的呼吸道慢性發炎反應**就是典型的氣喘。氣喘症狀的嚴重程度因人而異，有人輕微、有人嚴重。包括有咳嗽、呼吸快速、睡眠困難、喘鳴（當患者呼吸時，胸腔有共鳴的聲音）、胸痛、窘迫感、疲勞及呼吸困難。發病形態也有所不同，六成病患是以類似感冒的症狀開始；三成病患則直接以氣喘症狀為主。

無論幼童或成人氣喘發作前，都有可能出現前驅症狀如鼻塞、噴嚏、眼癢、肩胛骨間不適、莫名的恐懼感等。典型的發作症狀則為胸悶、咳嗽、伴有哮鳴聲的呼氣性呼吸困難，嚴重者可出現紫紺。數分鐘內症狀達到最嚴重程度。於夜間或清晨出現或加重，是哮喘的特徵之一。氣喘也可能會造成其他的併發症，大多都是支氣管類的相關疾病。氣喘兒童併發流行性感冒的機率與致死率也會比其他兒童高。另外，其它身體病症大多數在氣喘病發時也會發生的更頻繁（可說是氣喘的併發症），包括胃食道逆流、鼻竇炎、阻塞性睡眠呼吸暫停和心理紊亂障礙。然而，我們卻不知道氣喘是否會導致心理問題或心理問題是否會使人得氣喘病的「雞生蛋、蛋生雞」問題。

就過敏免疫反應的原理來看，氣喘最可怕的是會讓人產生「全身過敏反應」，這是一種具有致命性可能的危險因素，它可用類似嚴重氣喘的發作來表現，並且會同時使嚴重氣喘**複雜化**（廣義來看也可視為一種「併發症」）。全身性過敏反應的臨床症狀包括臉部潮紅、全身搔癢、蕁麻疹和

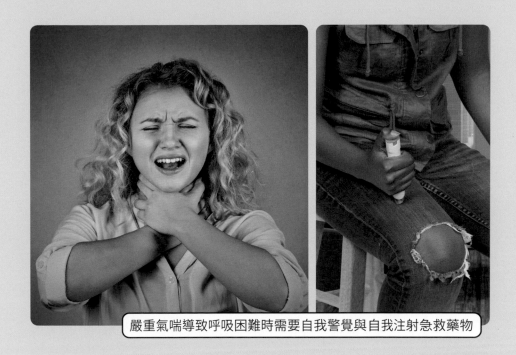

嚴重氣喘導致呼吸困難時需要自我警覺與自我注射急救藥物

血管性水腫；上下呼吸道病徵如喘鳴、呼吸困難和窒息、頭暈和有無伴隨低血壓的昏厥等。因運動所引發的全身型過敏反應常與食物或藥物過敏有關，是一種獨特的物理性過敏反應，應與運動誘發性氣喘有所區分。迅速治療全身型過敏反應是很重要的。

另外，臨床上常見的氣喘併發症有以下，千萬不可輕忽。一、氣胸：氣喘病人若因激烈運動，可能會引起肺泡破裂造成氣胸或皮下氣腫，這種情況都是可能要住進加護病房嚴密監控的。二、呼吸衰竭：嚴重時有生命危險。三、血氧狀況改變：患者容易產生血中二氧化碳過高及低血氧，組織易變為酸性。四、在流感流行期間，氣喘患者易受到病毒的感染，且併發肺炎的機會很高。五、睡眠障礙：氣喘的症狀如呼吸困難、咳嗽經常在晨間發作，影響後期的睡眠品質，長期下來變成睡眠障礙，白天嗜睡。六、氣喘不論有無積極治療，因為害怕發作，容易產生「恐慌症」。

049 什麼會影響或導致成人氣喘？

有多種情況會影響（引發）或導致成人氣喘，並使氣喘症狀更惡化，影響層面相當廣泛。

　根據醫師的臨床觀察，我們發現以下幾種情況會影響（引發）或導致成人氣喘。

　一、**藥物**是有可能誘發急性氣喘發作的：根據文獻，會引起氣喘發作的藥物有 1. 抗高血壓藥物。2. 乙型交感神經阻斷劑眼藥或口服藥。3. 抗精神藥物如 Chlorpromazine。4. 非類固醇抗炎劑及 Persantin。5. 阿斯匹靈：約有三成的成年氣喘病人，使用阿斯匹靈和其他非類固醇抗炎劑會造成氣喘惡化，但此情形在氣喘兒童身上則很少見。

　二、**工作環境**：職業性氣喘一般被定義為因工作而吸入職場中的氣體煙塵或其他潛在性有害物質所造成的肺部疾病之一。許多患者之前已有過敏的個人或家族病史，但亦有許多沒有病史的人若暴露於誘發物下也可能發生職業性氣喘，抽菸的人風險更高。此類氣喘一般出現在長期暴露於與職工相關的過敏原或物質幾個月或幾年後，這是因為身體的免疫系統需要一點時間「認識」這些物質以產生過敏抗體及其他免疫反應。根據台北馬階醫院徐世達醫師的著作，特將導致職業性氣喘的常見物質，重新整理於右頁表供各界參考。

　三、**鼻炎**會讓氣喘更嚴重：一般而言，鼻部或鼻竇的不舒服會加重氣喘的症狀。當病人有氣喘且合併過敏性鼻炎時，其氣喘症狀會更明顯。有些原本只有單純過敏性鼻炎的人，也可能會在鼻炎嚴重時，出現氣喘症狀。這些病人在使用局部類固醇後，兩種症狀都會改善。

　四、**感冒**與氣喘：呼吸道感染（包括感冒）常會引起氣喘症狀，無論你本身是不是氣喘患者（氣喘症狀更嚴重）。病毒感染最容易加重氣喘發

常見易引發職業性（人員）氣喘的過敏原及物質

常見過敏原及物質		易患職業性氣喘者
過敏原	麵粉（小麥）	麵包師傅、麵粉工廠工人
	穀類麩質	麵包師傅；食品工廠、磨坊工人
	海鮮（以帶殼類為主）	海鮮處理業者
	動物性蛋白（皮毛屑）	畜牧者、獸醫、實驗動物中心人員
	各種酵素類	清潔劑工人、製藥廠人員、藥師、麵包師傅
化工物質	丙烯酸鹽 acrylate	黏著劑處理者
	胺類 amines	美容師、蟲膠和亮光漆處理者
	酐 anhydrides	使用塑膠、環氧樹脂者或工廠工人
	氯胺 chloramine	清潔工
	助熔劑 fluxes	電子廠作業員
	甲醛 formaldehyde 戊二醛 glutaraldehyde	醫院職員及醫事人員
	異氰酸鹽 isocyanates	噴畫畫家；絕緣體、塑膠、泡沫及膠業廠的工人
	過硫酸鹽 persulfate	美髮師
	染料	紡織廠工人
	金屬	焊接工人；精煉製造及印刷業工人
其他	肥料、殺蟲劑	農夫、菜農；菜販
	木屑	伐木工、森林工作者；木匠、傢俱工人；建築工人
	膠	地毯製作者；製藥工作者
	乳膠	醫療保健工作者
	各類藥品	藥師、醫事人員

作，臨床上發現以呼吸道融合病毒、流行性與副流行性感冒病毒、鼻病毒感染等最常加重氣喘症狀，一般細菌感染較不會。

　　五、**胃食道逆流**影響氣喘：氣喘患者若有「火燒心」時且配合發作氣喘，醫師通常心裡有數——此病人的氣喘發作可能與胃食道逆流有關。反過來也觀察到，氣喘病人罹患胃食道逆流的機會比一般人高。臨床上證實胃食道逆流、鼻涕倒流、鼻竇疾病都與氣喘有關。

050 阿斯匹靈會引發氣喘嗎？

只要病人曾發生過阿斯匹靈或非類固醇抗炎劑的不耐受性，有此情形的氣喘病人，應避免服用阿斯匹靈和所有相關藥物。

阿斯匹靈（Aspirin）是一種水楊酸類藥物（別名乙醯水楊酸 acetylsalicylic acid），通常做為鎮痛解熱和消炎用。長期低劑量服用可預防心臟病、中風與血栓（防止血小板在微血管壁破損處凝集，有抗凝作用），還可有效預防多種癌症（特別是直腸癌）。由於高劑量服用阿斯匹靈是有副作用的（如消化道潰瘍、胃出血及耳鳴），故不建議用於治療或預防青少年或兒童的流感症狀或病毒性疾病。阿斯匹靈與青黴素不同，因為低劑量阿斯匹靈就可能讓病人產生嚴重的過敏性休克反應。因此，醫師想確認病人的氣喘是否因阿斯匹靈所引起時，也不會對病人執行阿斯匹靈激發或皮膚試驗。

根據台北馬階醫院小兒過敏免疫科徐世達主任表示，有高達 28% 的成年氣喘病人，使用阿斯匹靈和其他非類固醇抗炎劑會引起氣喘惡化，但氣喘的兒童較少有這種情形。這種病的過程與臨床症狀相當特殊，多數病人在三、四十歲間才首次發生。先出現有間歇性大量鼻涕的嚴重血管運動型鼻炎（vasomotor rhinitis）特徵，幾個月後再出現慢性鼻腔充血，接著才會出現氣喘及對阿斯匹靈的不耐受性。這種氣喘通常會拖延很久，對阿斯匹靈不耐受性的表現是在服藥後一小時內急性氣喘發作，常同時伴有流鼻涕、結膜炎和頭頸部潮紅等症狀。

只要病人曾發生過阿斯匹靈或非類固醇抗炎劑（即所謂 NSAID 類藥物）的不耐受性，一般說來會一生都具敏感性，所以有此氣喘症狀的病人，應避免服用阿斯匹靈和所有相關藥物，以及其他抑制環狀氧化酵素的止痛藥。

阿斯匹靈的合成

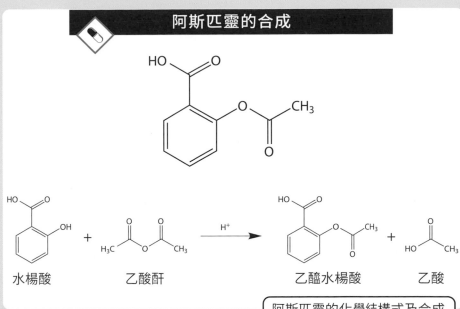

水楊酸 + 乙酸酐 $\xrightarrow{H^+}$ 乙醯水楊酸 + 乙酸

阿斯匹靈的化學結構式及合成

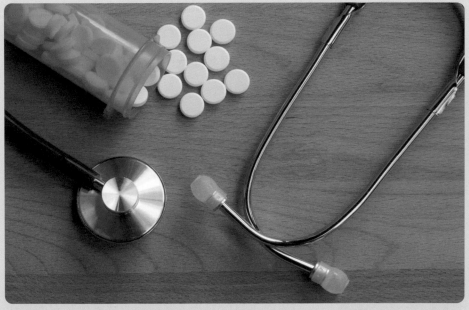

對非類固醇抗炎藥物過敏的氣喘病人,當得知非得服用此類藥物時,在專科醫師的照顧下,可依減敏步驟來使用這些藥物

052 為什麼我的鼻水老是流不停？

鼻水流不停又噴嚏連連是鼻過敏的基本症狀，嚴重時常會影響生活與工作。有此情形要儘早去耳鼻喉科報到。

我們經常聽到有人抱怨：「為何我的鼻水老是流不停？嚴重時恨不得沒有鼻子！」要找出鼻水流不停的原因，首要之務當然是去看醫生。但我們可以先了解造成鼻水流不停的原因是屬於下列的哪一種？一、由**感冒**（病毒的呼吸道感染）所引起的流鼻水（而非黃黃的鼻涕）。二、感冒後細菌感染所造成的**鼻竇炎**也會引起鼻水、鼻涕不停。三、因接觸過敏原所引發的鼻腔過敏反應，鼻黏膜受到刺激後引起鼻水不停、狂打噴嚏。根據耳鼻喉科名醫在演講上所舉的實例，可發現這些病人常因為嚴重的鼻子過敏，遭遇到許多生活上的困擾與工作及考試上的挫敗，可見鼻過敏有多麼讓人無法忍受。耳鼻喉科醫師依門診經驗，常說鼻過敏是一種「國民病」，不算誇張！到底台灣有多少的鼻過敏患者呢？最早是台大小兒科謝貴雄教授於民國八十三年所做的調查，報告指出，台北地區每三位國小學童就有一名患有過敏性鼻炎。現今由於飲食、環境、食安、污染及壓力等因素，過敏性鼻炎的罹病率大幅上升，預估台灣過敏性鼻炎的盛行率約三成。

我們不禁要問，噴嚏連連、鼻水流不停，就是「鼻過敏」了嗎？其實並不一定。醫學上所謂的鼻炎（rhinitis）（詳見 124 頁）可簡單分為**過敏性**（allergic）和非過敏性兩類，一般說來，非過敏性鼻炎是因病毒、細菌、黴菌所引發；而過敏性鼻炎的誘發因子則是過敏原（以吸入性過敏原為主），例如塵蟎、蟑螂、寵物皮毛屑、黴菌、花粉等。前文多處有提及，鼻過敏可說是鼻黏膜經過一連串的過敏反應與刺激所造成令人難以忍受的「災難」，常見有鼻子癢、流鼻水（非鼻涕）、鼻塞、眼睛癢、咽喉癢、耳朵癢等。結論是，趕快去看醫生！

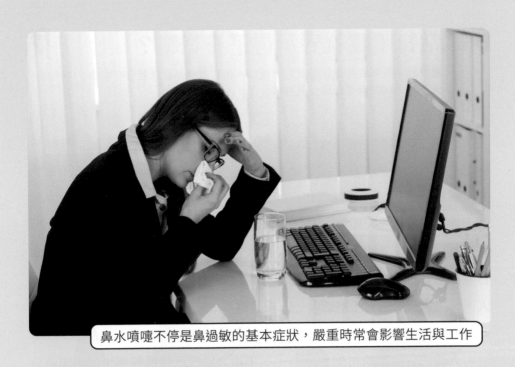

鼻水噴嚏不停是鼻過敏的基本症狀，嚴重時常會影響生活與工作

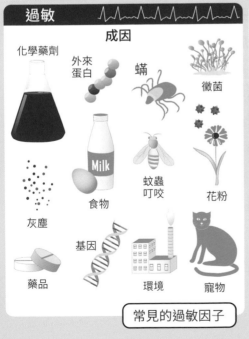

過敏

成因

化學藥劑　外來蛋白　蟎　黴菌

食物　蚊蟲叮咬　花粉

灰塵

藥品　基因　環境　寵物

常見的過敏因子

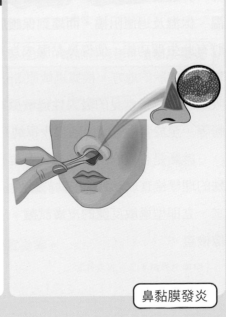

鼻黏膜發炎

121

054 過敏性鼻炎和一般鼻炎有何不同？

過敏性鼻炎和一般鼻炎傻傻分不清楚？想要區分，要先從症狀下手！

　　不要說一般人，就連有醫學背景者也常搞不清楚鼻炎與過敏性鼻炎有何區別？簡單說，鼻炎就是鼻子內部構造（如鼻腔、鼻竇）的黏膜和黏膜下組織受到各種刺激及接續的慢性發炎。根據耳鼻喉科醫師表示，首先鼻炎的症狀有鼻塞、嗅覺減退，還有流鼻涕也是常見症狀，如果流出來的是呈膿黃色的話，表示可能有續發的細菌性感染。由於這些初步症狀與感冒的症狀差不多，醫師會小心診斷！至於過敏性鼻炎（allergic rhinitis）的特徵是早上噴嚏不停（一次連打十幾個）、鼻癢、鼻水多、還會出現眼睛紅癢甚至流淚、喉頭癢等一系列症狀，所以這是比較容易區別的，一般孩童都是從揉鼻子之後才被發現有過敏性鼻炎，所以平時在生活中需要特別注意。

　　想要區別這兩種鼻炎，醫師常先從症狀入手。在症狀上，過敏性鼻炎發病快、恢復也快，發病時鼻內奇癢、連續打噴嚏（一次好幾下或連續）；急性鼻炎為逐漸發病，初起感到鼻乾不適，繼而鼻塞，消退比較慢。兩者的治療都是差不多先開一些症狀解除的藥進行控制，然後依照後續的治療結果及檢驗來確認是何種鼻炎？再進行不一樣的治療以改善病程。臨床上發現，不管是慢性鼻炎或者是過敏性鼻炎，他們的開始都有可能是由於感冒延遲治療所致，所以患者需要非常注意，平時不要忘了常清洗鼻腔，殺死藏在鼻腔裡的細菌。

　　一般感冒多為病毒感染所造成，會有鼻塞、水狀透明鼻液，鼻水倒流及喉嚨痛等症狀，通常會在七天內逐漸好轉。如果症狀在持續幾天後逐漸加重，甚至至超過十天未能痊癒且出現膿鼻涕或是一壓臉部就感到疼痛，這可能已發生合併細菌感染所引發的急性鼻竇炎。而慢性鼻竇炎是指鼻竇

	一般感冒	**鼻竇炎**	**過敏性鼻炎**
發作時間	通常 7 到 10 天會緩解	急性：1 個月內 慢性：持續 3 個月以上	遭遇過敏原即有可能發作
發作原因	上呼吸道遭病毒感染	多為濾過性病毒感染	接觸過敏原
症狀	噴嚏、鼻涕、鼻塞、喉嚨痛等	膿鼻涕、鼻塞、鼻涕倒流、濃痰、臉頰疼痛或壓力感	鼻涕、陣發性噴嚏、鼻塞、鼻子癢及眼睛癢等，可能合併其他過敏症狀
治療方式	• 感冒及急性鼻竇炎以症狀治療為主 • 慢性鼻竇炎若藥物治療無明顯改善，症狀嚴重，則會輔以手術治療。		避免過敏原，輔以鼻類固醇噴劑和口服抗組織胺

炎的症狀持續超過三個月。慢性鼻竇炎會出現的病徵有哪些？醫師表示，根據 2012 年歐洲鼻科醫學會「慢性鼻竇炎治療指引」，症狀至少有鼻塞、嗅覺異常、膿樣鼻分泌物、臉部壓痛感等症狀，且一定要有膿樣鼻分泌物或鼻塞，合併臨床表徵鼻息肉或鼻黏膜水腫或鼻蓄膿，或是有電腦斷層影像異常，症狀持續超過三個月。

　　一般說來，過敏性鼻炎只靠藥物治療的效果並不是很好（只有稍微舒解症狀）。過敏性鼻炎主要就是鼻子對一些東西過敏，像是冷、熱空氣；塵蟎、蟑螂、寵物皮毛屑、花粉等過敏原，最好的方法就是離這些東西遠一點，不要接觸這些過敏原。平時家裡要經常打掃衛生，注意保持乾淨，可用水噴霧劑，讓空氣不那麼乾燥。遇到冷空氣的時候，可以提前準備口罩。在飲食上，不要吃辛辣刺激的食物，要忌菸酒。如果鼻子特別難受，可以用一些鼻噴劑，效果還不錯。

055 過敏性鼻炎在耳鼻喉科門診最常見

每十位台灣人就有三人鼻子過敏，來耳鼻喉科求診的人中，除了一般感冒外，過敏性鼻炎患者占了大宗。

無論在醫界還是一般民眾，不禁都想知道到底台灣有多少的鼻過敏患者？前文有提到，最早是台大小兒科謝貴雄教授於 1994 年所做的調查，後來台北市衛生局於 2002 及 2007 年，調查大台北地區及台北市國小學童過敏性鼻炎的罹病率，報告指出已經增加到將近 50%（2002 年 47.8%；2007 年 49.4%）。換句白話，台北地區每兩位國小學童就有一名患有過敏性鼻炎。如果以全台灣的平均數據來說，台灣過敏性鼻炎的盛行率約三成，也就是每十位台灣人就有三人鼻子過敏。比對全國各大小醫院、診所耳鼻喉科醫師的門診實例及健保申報資料，來耳鼻喉科求診的病人中，除了一般感冒外，過敏性鼻炎占了所有鼻子問題的八成以上，所以，耳鼻喉科醫師經常開玩笑說：「只要懂得如何診治鼻過敏，就可以安心去開業了！」

根據有過敏診治經驗的醫師表示，以往過敏性鼻炎的分類是依據與過敏原接觸的時間長短，將之區分為「季節性」、「常年性」和「職業性」三大類，但這種分類法並不令人滿意。因為醫師發現，舉例說明，有時與花粉有關的季節性過敏性鼻炎，其臨床症狀卻是經年存在；反之，對塵蟎過敏的常年性過敏性鼻炎有時則會呈現無症狀時期。現今，過敏性鼻炎還有另一種分類法，稱為 ARIA（Allergic Rhinitis and Impact on Asthma），這是透過過敏性鼻炎症狀對生活品質之影響、病程，而分為「間歇性」（以花粉過敏為代表）和「持續性」（以塵蟎過敏為代表）兩類（特整理於右頁表供參考），再根據過敏性鼻炎的嚴重程度分為輕度（無令人困擾的症狀）和中／重度。依據此分類法及臨床觀察，耳鼻喉科醫師將過敏性鼻炎分為「輕度間歇性」、「中／重度間歇性」、「輕度持續性」和「中／重

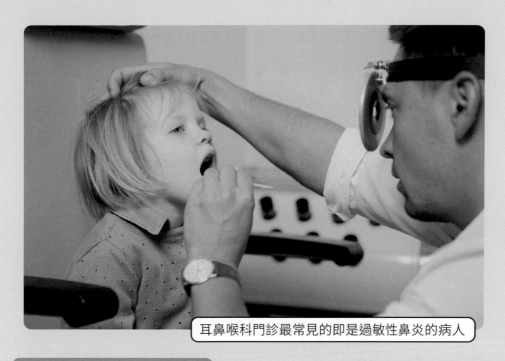

耳鼻喉科門診最常見的即是過敏性鼻炎的病人

過敏性鼻炎的新分類

間歇型	持續型
症狀發生的天數：一週少於四天或病程少於四週。	症狀發生的天數：一週大於四天或病程大於四週。
輕度	中／重度（有下列一項以上）
睡眠正常。 日常活動、運動及生活正常。 工作與學習正常。 無令人困擾的臨床症狀。	無法正常睡眠。 日常活動、運動及生活受影響。 不能正常工作與學習。 有令人困擾的臨床症狀。

度持續性」等四類。目前已知在台灣的過敏性鼻炎患者大多對塵蟎過敏，而且當他們在尋求醫師的治療時，皆已產生令人困擾的症狀，所以根據過敏性鼻炎治療的 **ARIA 準則**，其疾病嚴重度的分類均屬於「中／重度持續性」。

056 過敏性鼻炎會引起哪些併發症？

鼻過敏與其他過敏性疾病一樣，都會因體質不同而潛藏併發症，其中以阻塞型睡眠呼吸中止症最可怕，不可輕忽。

有過敏體質的人一旦吸入塵蟎、蟑螂、寵物皮毛屑、花粉於鼻腔後，這些過敏原會持續刺激鼻黏膜，誘發過敏免疫反應。這一連串的刺激與反應所造成的結果，即是先前一直提過令人難以忍受的臨床鼻過敏症狀，如連續性打噴嚏、鼻水流不停及鼻塞，伴隨鼻子、眼睛、喉嚨癢、耳朵癢、中耳積水、聽力下降，長時間還會造成下眼瞼水腫、黑眼圈、眼窩下出現丹尼爾氏線（Denial lines），頭昏昏甚至疼痛、注意力不集中、睡不好、打鼾等。

根據耳鼻喉科名醫表示，事實上鼻過敏與其他過敏性疾病一樣，都會因體質不同而潛藏後遺症或併發症。在此特別整理出不可輕忽的過敏性鼻炎併發症，分述於下。

一、**鼻竇炎**：因鼻過敏所造成的鼻內黏膜腫脹，有時會阻塞鼻竇出口，造成鼻竇感染、發炎蓄膿。

二、**氣喘**：鼻過敏與氣喘均為呼吸道（雖分屬上、下呼吸道）的過敏性疾病，當有鼻水倒流加上嚴重鼻塞，很容易促進或誘發氣喘。

三、**黑眼圈**：因鼻腔內靜脈回流變差，造成眼睛周圍眼瞼的水腫，長久下來色素沉澱，黑眼圈（醫學上稱為丹尼線 Dennie's line）便形成。鼻過敏若控制不好，將來求助於任何醫美方法大多徒勞無功。

四、**頭暈**：因為缺氧，內耳及小腦會受到影響，容易導致頭昏。

五、**牙齒咬合不正**：由於長期張口呼吸，使得咬合出了問題，牙齒不齊，外貌不佳影響心理。

六、**打鼾**：由於鼻塞，睡覺時不自主張口呼吸，打鼾是因為氣流經過

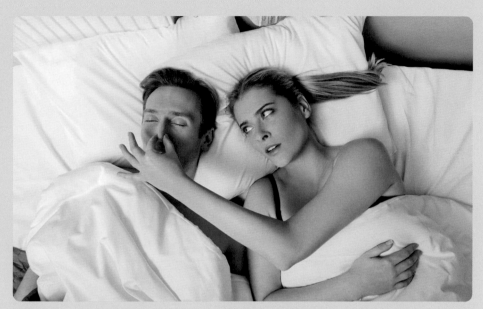

打鼾是鼻過敏常見的併發症，吵到枕邊人還好，嚴重時導致阻塞性睡眠呼吸中止症
才麻煩

軟顎及舌根，造成組織震動引起聲響。通常是男性的鼾聲太大，影響枕邊
人的睡眠，嚴重時因分房睡而逐漸導致「婚姻問題」。

　　七、**阻塞性睡眠呼吸中止症**：如因嚴重鼻塞或是合併扁桃腺肥大、舌
根腫大、身型肥胖等，造成睡眠每小時有超過五次以上的「吸不到氣」（*每
次呼吸停止時間十秒鐘*），此時即稱為「阻塞型睡眠呼吸中止症」。嚴重
的睡眠呼吸中止症是每小時呼吸中止次數大於三十次，這時，腦中風、心
律不整、心肌梗塞的風險會增加不少。

　　八、**記憶力提早衰退**：長期鼻過敏、鼻塞會造成腦部缺氧，腦細胞氧
化壓力大、自由基累積，引起神經髓鞘老化，記憶力以及統合能力漸漸受
到影響。小朋友也會因嚴重鼻過敏，造成學習力下降，整體表現不佳。

　　九、**社交焦慮症**（social anxiety disorder）：因為隨時打噴嚏、鼻水流
不停，而造成社交恐懼，不願接觸人群。這是一般人所無法體會的！

057 為何過敏性鼻炎不容易治好？

鼻炎症狀若持續超過三個月，就可算是「慢性鼻炎」如鼻過敏。患者通常會對治療藥物產生「抗藥性」，導致效果不佳。

前文提過，鼻炎簡單說就是指鼻子處於發炎的狀態，一般分為「感染性」的鼻子發炎，如因病毒感染的感冒或細菌感染引起的鼻竇炎；另一為「非感染性」的鼻炎，這是患者自身與環境因子的不協調所致，鼻過敏就是其中之一。過敏性鼻炎與其他的鼻炎在發作時，同樣都有打噴嚏、流鼻水、鼻塞的症狀，不同的是鼻過敏所引起之酸癢感呈現陣發性、發作快、病程短、消退也快，易暫時痊癒，有的發病過程僅幾分鐘。然而急性鼻炎的病程較長，且不太可能迅速痊癒，加上鼻塞較嚴重且持續，鼻黏膜充血也較為劇烈、頭痛感更加明顯，所以參考右頁表來區分其實並不難。

一般說來，鼻炎症狀若持續超過三個月，就可算是「慢性鼻炎」。一旦演變成慢性鼻炎，患者通常會對治療藥物產生「抗藥性」，導致效果不佳，因此，會有一半以上的機率可能要動刀才能解決。醫師表示，基本上「鼻子過敏」是很難根治的，有民間偏方宣稱可以完全根治，這是不對的！也有人以為既然無藥可治，乾脆不管它（反正也只是打噴嚏、流鼻水、小鼻塞），有此觀念也是嚴重錯誤的。而鼻過敏若是放著不治療，只會愈來愈嚴重，甚至會引起第 128 頁所述的各種併發症。

雖然過敏病要完全根治，不太容易，但有經驗的耳鼻喉科醫師會用以下三大原則來處理過敏性鼻炎。

一、**避開過敏原**：欲避免鼻過敏發作，患者必須先透過醫師為您安排的過敏原檢查而了解自己的過敏原為何？除了常見的如塵蟎、寵物皮毛屑、德國蟑螂、室塵、花粉、白色念珠菌、牛奶、蛋白、蝦蟹、花生、大豆、小麥等之外，二手菸、環境廢氣污染、家中裝潢氣味，甚至氣候溫濕度變

醫師問診和依據理學檢查來區別過敏性鼻炎及一般鼻炎

鼻炎	病因	症狀	鼻涕辨別	連帶相關症狀
過敏性	體質；接觸過敏原；溫濕度變化；化學品。	突發陣發性鼻癢鼻塞、早晨痙攣性噴嚏不停。	大量白色清澈鼻水。	眼結膜炎、慢性咳嗽、氣喘、異位性皮膚炎、黑眼圈。
急性	病毒感染或其他鼻病存在；受涼、疲勞、空氣不潔、氣溫驟降。	38度以下低燒；鼻塞、打噴涕、鼻水多；頭脹、流淚。	大量水樣分泌物。	感冒、咽喉痛、扁桃腺炎；四肢酸痛、關節痛。
慢性	感染、內分泌失調；情緒緊張、焦慮；缺乏維生素。	間歇性、交替性鼻塞。	鼻水、鼻涕呈黏稠黃白色。	鼻涕倒流、鼻竇炎；咳嗽、氣喘；易感冒、頭暈；長青春痘。

化都應該特別注意。總之，只要能做到積極「避免」，就可以減少看醫生、吃藥的次數。

二、**正確用藥**：目前西醫在治療過敏性鼻炎的用藥仍以抗組織胺和噴劑型的類固醇為主，但這些藥物的使用及療程時間長短，都必須和醫師討論，才能得到最好的效果。

三、**全面性的身心調理**：鼻過敏的自我調理，可分成兩方面來看。一是生活型態，包括適度規律的運動、不吃喝冰品及過甜的東西、充足睡眠、能適度紓解壓力；二為醫學營養調理（這是對所有過敏性疾病均適用），服用機能性益生菌、天然魚油、鋅（抗氧化微量元素）、維生素C（抗氧化劑）等。

醫師說，只要能持之以恆依此三原則來保健，一定可以降低鼻過敏患者用藥的頻率，也會減少鼻過敏併發症的發作機會。

058 鼻竇炎與過敏有關嗎？

造成鼻竇開口處黏膜腫脹以及黏膜上的纖毛──黏液運動受損後所引起鼻竇炎的原因，常是感冒或過敏性鼻炎。

由於鼻竇炎的症狀與過敏性鼻炎、哮喘類似，因此常有人會問：「鼻竇炎與過敏有關嗎？」耳鼻喉科醫師常說，若是您有以下症狀，很可能是鼻竇炎，需請專科醫師做進一步檢查以與過敏性鼻炎相區別。一、感冒症狀超過一週以上。二、經常鼻塞。三、黏稠或黃色的鼻涕。四、鼻涕倒流，喉嚨經常有痰或咳嗽（一般在夜晚和早上時比較咳）。五、久咳不癒（咳嗽超過兩個月以上）。六、反覆發作或不易控制的氣喘。七、頭痛。八、上面一排的牙齒痠痛（尤其是臼齒）。

一般成人正常每天約有 1000 cc 的鼻水分泌。這些清澈的鼻水藉由鼻竇、鼻腔之黏膜上的纖毛運動，由鼻竇內部沿著鼻竇開口流到鼻腔，再往後流經鼻咽部、喉嚨、食道，再到胃中分解掉。在此鼻水分泌分解的過程中，最重要的是鼻竇與鼻腔之黏膜上的纖毛──黏液運動，藉著隨時不停的擺動，持續清除鼻腔和鼻竇內的病毒、細菌、灰塵與刺激物，以保持鼻腔、鼻竇的乾淨與健康。但如果一旦鼻腔黏膜受到大量病毒入侵或是灰塵、過敏原之刺激（這時就有像過敏性鼻炎），造成鼻竇開口處黏膜腫脹以及黏膜上的纖毛運動受損。此時，鼻水等分泌物無法有效從鼻竇內流到鼻腔，滯留在鼻竇中，接著，無法正常被清除的細菌開始大量繁殖，鼻涕也跟著變黃、膿稠，而造成鼻竇炎。引發鼻竇開口處黏膜腫脹以及黏膜上的纖毛運動受損的原因──常是感冒或過敏性鼻炎，有時也可能因為空氣污染或一些化學藥劑之刺激，以及鼻咽癌患者接受電療、放射線治療，所引起的副作用。

另外還有一個導致鼻竇炎的原因是由藥物引起，最常見的就是廣泛使

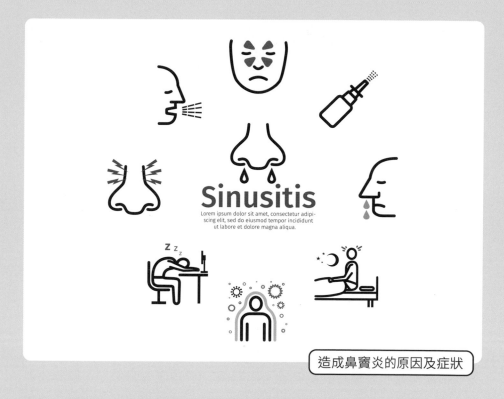

Sinusitis

Lorem ipsum dolor sit amet, consectetur adipi-
scing elit, sed do eiusmod tempor incididunt
ut labore et dolore magna aliqua.

造成鼻竇炎的原因及症狀

用抗組織胺。抗組織胺主要是用在過敏性鼻炎上，它可以減緩鼻子、眼睛或皮膚搔癢以及減少打噴嚏、流鼻水。與鼻竇炎相關的重點是它會減少鼻水的分泌及減緩鼻腔黏膜上的纖毛運動，反而會使鼻涕變得更加膿稠（病毒或細菌正好可大量繁殖）。這也就是在臨床上，常見許多病人在感冒剛開始時，流很多清鼻水，吃了藥後鼻水不流了，卻變成鼻塞、膿鼻涕或鼻涕倒流。這是因為當感冒病毒入侵鼻腔時，鼻黏膜會自然分泌大量的分泌物，也就是感冒開始時流出的清鼻水，希望能藉著大量的鼻水分泌將鼻黏膜上的病毒或細菌給沖走（天然防禦作用），但若使用抗組織胺來治療，便會減少流鼻水。此時，更容易引起鼻竇炎了。所以，除非是真有過敏性鼻炎，否則感冒時，有經驗的耳鼻喉科醫師會少開抗組織胺給病人。

059 PM 2.5 微粒與氣喘有關嗎？

氣喘患者若是吸入懸浮在空氣中的微小污染顆粒，一定會加重原本的呼吸道症狀甚至引起其他併發症。

本文標題「PM 2.5 微粒與氣喘有關嗎？」可說是一般民眾的疑問，一般說來，懸浮在空氣中的微小污染顆粒若是被吸入，一定會加重呼吸道原本的疾病如氣喘（無論是否為過敏性），甚至影響全身的健康。

空氣中存在許多污染物，其中漂浮在空中、類似灰塵的粒狀物稱為**懸浮微粒**（particulate matter；PM），PM 的粒徑大小有別，小於或等於 2.5 微米（μm）的粒子，就稱為 PM 2.5。當吸入 PM 2.5 時，會深入到肺泡，甚至沉入肺泡的微血管中，可以自由穿透人體的細胞組織，藉由血液循環，跑遍全身各處。PM 2.5 對全身重要器官皆有重大的影響，包括心、肝、肺、腎及大腦等。

根據高雄長庚醫院副院長林孟志醫師，於 2015 年接受「中國時報」採訪時表示：台灣氣喘患者逐年增高，過去三十年間增加近二十倍，這可能主要與空氣汙染、國人飲食習慣改變等因素有關，特別是沙塵暴、霾害來襲時，氣喘發作的急診病患增加一、兩成。在此特別提醒氣喘患者要隨時注意監控易誘發的環境因素，慢性咳嗽長時間治療未癒，也要注意是否可能是氣喘，正確診斷才能對症下藥。PM 2.5 易堆積在人體肺部深處，並引發慢性肺阻塞、氣喘，正危害著民眾的健康。若依 WHO 的建議，PM 2.5 的年平均值應在每立方公尺 15 微克以下為標準，2015 年台灣除了花東地區以外，其他十七縣市都超標。

呼吸道症狀是一般門診最常見的問題，民眾易忽視咳嗽症狀，常常以為只是感冒還沒好而已，事實上如果特別容易感冒或長時間未癒、經常咳嗽、胸悶、喘鳴、呼吸困難等，即使沒有家族過敏病史，也可能是氣喘。

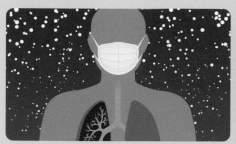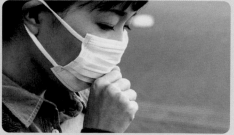

PM 2.5 會加重呼吸道的疾患，要隨時注意空氣品質預報及外出戴口罩。

長期咳嗽要注意：「慢性咳嗽」

慢性咳嗽的常見原因及症狀

1. 上呼吸道咳嗽症候群：主要由鼻子相關的問題所導致，例如過敏性鼻炎、慢性鼻炎、慢性鼻竇炎等，因鼻涕倒流刺激，引發咳嗽。
2. 氣喘：除了咳嗽以外，咳嗽可能帶有痰音、胸悶、呼吸困難等。
3. 胃食道逆流：因少量胃酸刺激到呼吸道，引發咳嗽，會有乾咳、喉嚨異物感、聲音沙啞等症狀。

這類患者若未能正確被診斷，可能延誤治療，因此，建立正確的疾病觀念，非常重要。醫師強調，氣喘並非惡性疾病，經由適當的診斷、衛教與治療，絕大多數的病人都能夠有效控制氣喘病，保持健康並且恢復正常生活。治療方面，醫師會針對症狀嚴重程度給與適當治療，患者必須盡量遠離誘發氣喘因子，降低接觸過敏原機會；針對常發作的中度及重度患者，通常建議投以吸入型類固醇，可有效減輕發炎症狀。

另外，對於有持續性慢性呼吸道發炎反應的人，尤其是病情不穩定的氣喘患者來說，氣候變化、懸浮微粒及外來化學刺激物的大幅增加下，都可能導致症狀惡化，嚴重時甚至呼吸衰竭，危及性命。建議民眾應隨時監控所處環境資訊，要出門運動除了看天氣，也要看空氣品質，PM 2.5 濃度高時，避免外出，並養成戴口罩、勤洗手等習慣。

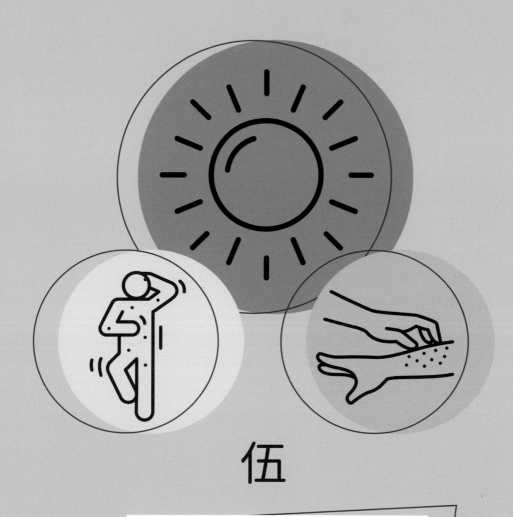

伍

與皮膚有關的過敏病

060 異位性皮膚炎（濕疹）

患有異位性皮膚炎（過敏性濕疹）的人數不少，由於它有奇癢無比的特徵，困擾了不少的過敏兒及其家長。

西醫經常把**異位性皮膚炎**（atopic dermatitis，簡稱 **AD**；又稱作**濕疹** eczema）、蕁麻疹、接觸性皮膚炎、血管水腫症通稱為過敏性皮膚炎。據研究，這些表現出皮膚症狀的過敏病當然與先天的過敏體質遺傳有關，也受接觸到環境的過敏原及飲食、生活壓力之影響。臨床上常見許多過敏性皮膚炎患者，會合併其他如氣喘、鼻炎、腸胃道不適等過敏症。所謂的「異位性」（atopy）源自希臘文，意思是「錯置」（wrongly placed），早在1923 年就有人提出這個名詞，雖然它的意思有點讓人困惑（簡單了解「不恰當」即可），但醫學上仍沿用至今。

在台灣患有**過敏性濕疹**（atopic eczema）的人數不少，五歲以下的幼童，盛行率高達兩成多。由於濕疹有奇癢無比的特徵，一發作起來常讓人「凍抹條」，因此困擾了不少的過敏兒與其家長。

根據「維基百科」所提供的資料：濕疹症狀最常見的是紅腫、發癢，這是因為引發過敏的化學介質如組織胺持續刺激皮膚表底層。嚴重時發炎區域的皮膚會龜裂且常有清澈液體流出，液體會隨著發炎時間愈久而愈濃。濕疹常初發於孩提時期，嚴重程度則隨年紀而有變化，未滿足歲孩童身上的紅疹常遍佈於全身；年紀稍大時發癢的範圍主要位於腋窩及肘窩處；成人則好發於手腳。抓搔病灶會使症狀惡化，並提升續發性皮膚感染的風險。許多患者常合併有發熱及哮喘的症狀。濕疹的滲液一般使用硼酸水來清洗，治療上以使用外用藥膏為主。

濕疹是異位性（atopic）體質進行過程中最早表現出來的。病人要累積表現出皮膚炎的臨床病症，常須患者同時具備有過敏器官組織（皮膚）相

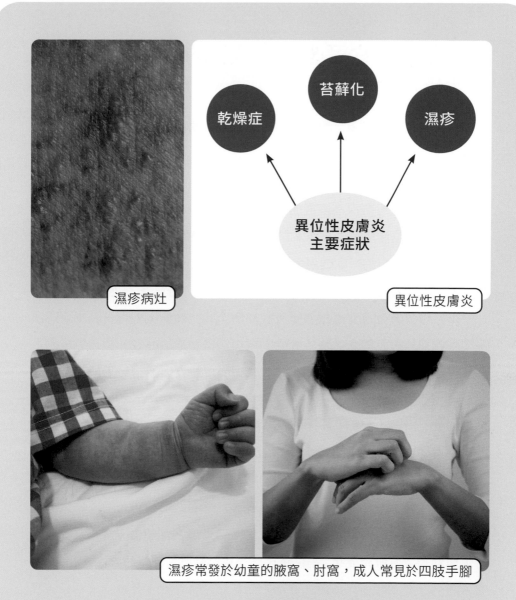

濕疹病灶

乾燥症

苔蘚化

濕疹

異位性皮膚炎
主要症狀

異位性皮膚炎

濕疹常發於幼童的腋窩、肘窩，成人常見於四肢手腳

關的基因缺陷與異常過敏免疫反應的相關基因缺陷（如 32 頁所述的可能皮膚上的肥大細胞特別多又活躍），再加上環境因素（包括過敏原、細菌、搔抓、皮膚受傷及環境刺激物）的影響同時作用才會產生。

061 改變飲食可改善過敏兒的異位性皮膚炎

過敏病防治的新觀念應從懷孕媽媽開始，改變飲食才能給新生兒加成的保護，減少異位性皮膚炎的發生。

　　某位媽媽她有個快滿兩歲的兒子，早在小朋友四個月時醫師就已診斷出小朋友有異位性皮膚炎，後來大一點，經抽血檢查出對牛奶、蛋白過敏。醫師建議停止牛奶的攝取改由大豆配方奶粉代替，這位媽媽疑惑地問醫師：「他本來的主食是牛奶、米飯，這樣改成豆奶是否就能減輕病情？」

　　異位性皮膚炎為有過敏體質者在皮膚上的一種病徵表現，其主要的致病機轉為過敏病人於出生後不久受到環境因子及過敏原的作用，造成病人皮膚之過敏性炎症反應。根據臨床觀察，異位性皮膚炎常見於五歲以內的幼童，且在過敏寶寶出生後兩個月開始出現。台灣幼童的異位性皮膚炎發生率約 5%。由於異位性體質是一種遺傳性的過敏發炎體質，而所有遺傳性體質遺傳皆須受到環境因素的不良作用才會發病。

　　目前醫界已經了解兒童過敏病的病發可以很早，例如於新生兒出生後六個月內，若媽媽在第二孕期（即第四個月後）開始預防，的確可以減少過敏兒的產生。即使是對於已有過敏症狀的兒童而言，藉由儘快改善會使其生病的過敏環境，並早期適當使用抗過敏發炎藥物，其過敏病將有治癒的可能。

　　現今，國內的過敏免疫專科醫師一直在強調——對於過敏病的防治必須要有從懷孕中後期就開始的新觀念。首先是教導**高過敏家族**（經證實家族中有兩位以上的過敏患者）中的懷孕婦女，應從第二孕期就開始避免接觸會引發過敏的過敏原。準媽媽們千萬不要再吃這些東西，以及減少與塵

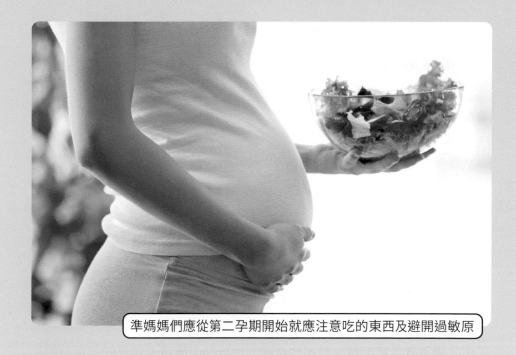

準媽媽們應從第二孕期開始就應注意吃的東西及避開過敏原

蟎、貓狗等有毛動物、香菸的接觸，如此，對其新生兒未來各種過敏性疾病之發生才有更佳的保護效果。

當新生兒出生後，醫師也強烈建議在易造成過敏體質誘發疾病的前六個月，執行下列事項，目前醫界已證實可以明顯地降低過敏病發作的機會與嚴重程度。

一、餵食母乳期間，母親應禁食其他已被證實會引起過敏的食物，如常見的乳製品、蛋、魚、豆奶或花生。

二、當不能餵食母乳時，應使用水解蛋白嬰兒奶粉。

三、新生兒至六個月大以後，才可添加低敏副食品。

四、居家環境要保持乾淨，減少與塵蟎、貓狗皮毛、蟑螂接觸的機會。

062 不可輕忽的異位性皮膚炎併發症

造成異位性皮膚炎併發症最主要的原因是不斷抓癢以及接觸刺激物和過敏原。

先不管過敏免疫反應如何，以病理學的觀點來看，異位性皮膚炎屬於一種**慢性皮膚病**。異位性皮膚炎的併發症或後續慢性病症，可以是異位性皮膚炎常見初期症狀（請參見 138 頁）的惡化（症狀突發），也可以是另一類的皮膚炎症。

一般說來，過敏原和刺激物可使異位性皮膚炎惡化或產生併發症。過敏原的部份前文已提過，當得知是什麼過敏原引起異位性皮膚炎時，要刻意且正確的避開它，持續接觸當然會使皮膚病症變得惡化。造成異位性皮膚炎併發症最主要的原因是不斷抓癢（異位性皮膚炎最重要的特徵是皮膚奇癢，讓人無法不去搔癢且愈抓愈癢）與接觸刺激物，這些刺激物包括：一、羊毛或人造纖維。二、肥皂和清潔劑。三、某些香水和化妝品。四、諸如氯、礦物油或溶劑等物質。五、灰塵或沙土。六、香菸煙霧。

另外，精神壓力、生氣和挫敗感可以使異位性皮膚炎惡化，但目前無法證實這些因素是異位性皮膚炎的病因。皮膚感染、氣溫和氣候也可引起皮膚症狀突發。其他可導致症狀突發的因素包括：一、洗澡之後使用的潤膚液不足。二、冬天低濕度（乾冷）。三、全年乾燥的天氣（如旅居乾燥國度）。四、盆浴和淋浴時間過長或溫度過熱。五、出汗時進入低溫環境。六、細菌感染。

異位性皮膚炎本身過度強勢的免疫發炎反應，會抑制人體正常的免疫反應，再加上過度的搔抓會使得皮膚產生傷口（建議剪短指甲、保持乾淨，睡覺時戴棉質手套以避免之），所以，病人很容易受到細菌、黴菌或病毒感染，接著更會造成反覆皮膚急性及更大範圍的惡化，抓癢及皮膚感染、惡化兩者間惡性循環。

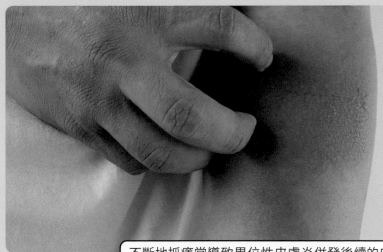

不斷地抓癢常導致異位性皮膚炎併發後續的皮膚感染症

！

可能併發症

1. 傷口細菌感染
2. 皮膚易有黑色素沉澱
3. 患有過敏性鼻炎、氣喘、過敏性結膜炎的機率也比較高。

日常生活注意事項

1. 保持環境整潔
2. 使用溫水、溫和的沐浴乳
3. 注意皮膚保溼
4. 穿著柔軟、不緊身的衣物
5. 適度修剪指甲，減少皮膚抓傷

因此，醫師經常提醒我們（摘自台北馬偕醫院名醫徐世達主任的大作《過敏免疫關鍵 50 問》）：如何減少病人因為皮膚癢搔抓，進一步受傷的惡性循環是治療異位性皮膚炎的最重要原則。在治療異位性皮膚炎患者時的處理方法主要歸納為以下三大項：一、找出過敏原和刺激因子並加以避免。二、正確執行各種皮膚的保養及保濕工作。三、局部及全身性治療。

063 蕁麻疹是怎麼發生的？

蕁麻疹是一種多項原因造成、具癢感的紅色皮膚隆起病變，誘發蕁麻疹發作以食物或藥物所引起的過敏反應為主。

蕁麻疹（urticaria）是皮膚突然出現極癢的膨疹，有如被蚊子叮過後的腫塊，往往在幾小時內自行消退，不留痕跡，但會經常反覆發生。這種現象也是屬於一種皮膚過敏，好發的身體皮膚部位不定，任何年齡均會發生，因為它「來去如風」，俗稱**風團**、**風疹塊**或**鬼風疙瘩**，中醫稱癮疹。從病理學來看蕁麻疹是因為皮膚內的血管擴張且滲透性增加所造成，當這種過敏反應發生於較深層部位的血管壁時，皮膚的腫脹會加厚，稱為「血管神經性水腫」。一般常見發生於嘴唇、眼皮和手腳掌，如不幸發生於喉嚨，病人可能會有胸悶、呼吸困難等症狀，嚴重時甚至危及生命。

簡單說，蕁麻疹是一種多項原因造成、具癢感的紅色皮膚隆起病變。誘發蕁麻疹發作的原因包括有食物、食品添加物、感染、感冒、藥物（如非類固醇抗炎藥物、阿斯匹靈）、昆蟲螫刺、陽光曝曬、飲酒、運動、內分泌異常、情緒壓力以及外在物理性作用。醫界常依蕁麻疹的致病機轉之不同，大致分為與**免疫（過敏）有關**或**無關**兩大類。因過敏反應所引起的蕁麻疹乃是由人體內的免疫系統對食物、藥物、感染、輸血、昆蟲螫刺等引起的過度反應所造成，其中以食物和藥物所致最常見。有些人的蕁麻疹誘發因素十分明顯又易見，例如每次吃了草莓或蝦子後，幾分鐘後嘴唇、頭臉耳、四肢皮膚發腫、紅癢。但有些**慢性蕁麻疹**病人的誘發因素則是費盡千心萬苦仍找不出來，醫師稱之為**特發性（idiopathic）蕁麻疹**。

最易誘發蕁麻疹的食物有蛋類、帶殼海鮮（貝類為主）及堅果；藥物則是盤尼西林及磺胺劑。至於有些慢性特發性蕁麻疹，醫界目前已知道其病因為自體免疫機轉，乃是因為病人體內的免疫系統對自己身體的某些成份，產生了破壞性的自體免疫反應（autoimmune response）。

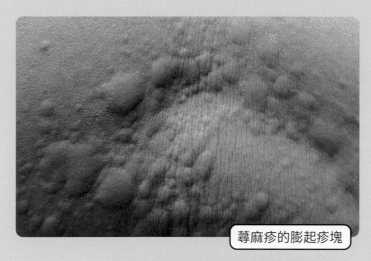

蕁麻疹的膨起疹塊

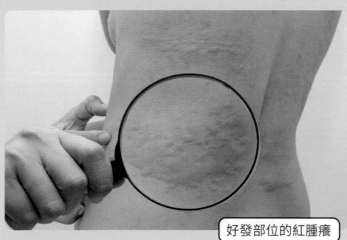

好發部位的紅腫癢

如何緩減蕁麻疹症狀？

1. 冰敷、輕拍
2. 冰涼藥物
3. 嚴重時還是需要就醫檢查

064 何謂慢性蕁麻疹？

蕁麻疹如果反覆發作的時間超過兩個月就可稱為「慢性蕁麻疹」，病情可能持續數月或數年，帶給病人相當大的困擾。

　　蕁麻疹如果反覆發作的時間超過兩個月就可稱為「慢性蕁麻疹」，病情可能持續數月或數年。另外，有些人則是每隔一段或長或短的時間就反覆發作一次，帶給病人相當大的困擾。由於慢性蕁麻疹發生的原因有時不易找得出來，若懷疑是飲食過敏所引起，可執行食物過敏原 Sp. IgE 檢測搭配「經驗法則」（須注意食品添加物）記錄可能較易找出原因。其他慢性蕁麻疹在病史中無法找到線索，而病情經治療又無法改善時，則需接受醫師安排的一些特殊檢查。

　　醫師經常根據學理將慢性蕁麻疹分為：一、物理性蕁麻疹。二、慢性特發性蕁麻疹。三、蕁麻疹性血管炎。四、色素性蕁麻疹（皮膚肥胖細胞增生症）。五、斑丘疹性蕁麻疹（昆蟲螫刺反應）。其中最重要的是**物理性蕁麻疹**，而物理性蕁麻疹最常見的情況分述如下。一、症狀性皮膚劃紋現象：常見於成年病人，可因衣服或輕微的壓力，導致皮膚立即發癢及蕁麻疹發生，病症發作每兩、三天一次；每次時間不超過半小時，最後自行消退。二、寒冷性蕁麻疹：某些小孩會因天氣變冷或濺到冷水，身上立起一些紅腫的癢疹。致病機轉可能是皮膚溫度降低，導致肥大細胞顆粒破解釋出組織胺引起與過敏相同的皮膚症狀。保持皮膚溫暖後，這些癢疹會在數十分鐘內漸漸消退。三、日光性蕁麻疹：偶見於青少年，當曝曬於陽光下幾分鐘後出現紅癢的斑丘疹，避曬後皮膚症狀於一小時內消失。這種特殊蕁麻疹通常持續幾年至成人時不再發生。致病機轉涉及波長 290 ～ 310 nm 的紫外線到可見光，形成「光過敏原」引起表皮肥大細胞顆粒破解釋出組織胺等有關。四、膽鹼刺激性蕁麻疹：有異位性體質的兒童、青少年

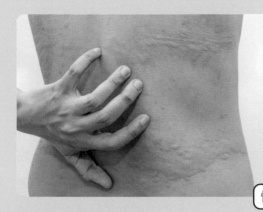
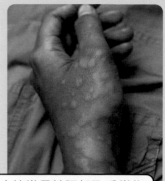

慢性蕁麻疹較常見於腰部及手掌指

！預防方法

1. 避免搔抓皮膚
2. 避免洗太熱的澡
3. 使用溫和的清潔用品
4. 保持良好作息

5. 找出誘發因子（蕁麻疹發作時，記錄時間、頻率、吃什麼或接觸什麼）

常常抱怨在洗熱水澡、喝熱飲、運動後或情緒激動時，可見頸部、手肘、膝蓋屈側或大腿內側出現一大片癢疹。致病機轉可能為「汗敏原」，經由膽鹼刺激或組織胺媒介。五、延遲性壓力蕁麻疹：一般與慢性特發性蕁麻疹共存。常見於腳趾、手掌指、腰部局部受壓處，有癢與壓痛的情形，在受壓力兩小時後發生，可持續一、兩天，最後慢慢消退。七、振動誘發型蕁麻疹：當皮膚受到身體振動（如騎馬、騎登山自行車、使用割草機，甚至鼓掌、使用毛巾按摩）的刺激後幾分鐘內出現紅斑、痛癢，有些人會延遲一、兩小時才出現症狀。症狀高峰期出現於四至六小時，於一天內緩解，有些較嚴重者，病情可能持續數天。致病機轉可能與直接刺激到肥大細胞，使其顆粒破解釋出組織胺等有關。

065 接觸性皮膚炎

接觸性皮膚炎的皮膚病徵與濕疹、蕁麻疹不易區分，若感到皮膚發癢要儘快就醫，找出病因，避免不知情的持續接觸。

　　前文有提及（參見 26 頁），臨床上因 Type IV 遲發型過敏反應所引起且最常見的是**接觸性皮膚炎**。這種皮膚炎與因**抗體參與之即發型過敏反應**所引發的濕疹、蕁麻疹，雖在皮膚病徵上相似、不可分，但在引發的過敏反應卻南轅北轍。接觸性皮膚炎發作需兩、三天；引起皮膚反應的並非過敏原，而是小分子的**半抗原（hapten）**，與皮膚上的一些蛋白結合後才具抗原性。

　　1990 年代，筆者的公司代理進口了一種診斷接觸性皮膚炎的「貼布試驗 patch test」（詳見 79 頁），為了在台灣推廣，我多次北上向時任台大醫院皮膚部主治醫師孫啟景教授請益，孫教授是位和藹可親、沒有架子的媽媽級學者，國內專門研究治療接觸性皮膚炎的指標人物，桃李滿天下。為了感恩她對後輩的指教，以下內容部份引用孫教授 2002 年在「台大醫網」公布的資訊。

　　接觸性皮膚炎又可進一步分為兩大類。一、**臨床上較常見的刺激性接觸皮膚炎**：化學物品如**藥品**及**化妝品**之使用，每次使用的量多或種類過繁雜，使皮膚變得紅紅乾乾的又刺刺癢癢。患者常對皮膚長久不當的搔抓，使皮膚變得又厚又硬的一塊。二、本文重點的**過敏性接觸性皮膚炎**：當皮膚接觸到某些物質，如果引發的是身體細胞性免疫反應，則稱過敏性接觸皮膚炎，通常發生在有過敏體質的人身上。

　　臨床上發現，其實不論什麼樣的物質都有可能對一般人（無論你有沒有過敏體質）引發接觸性皮膚炎，只是有過敏體質的人會對某種常接觸且易散發部份抗原性的物質產生免疫性反應。例如以下常見的物質有：一、

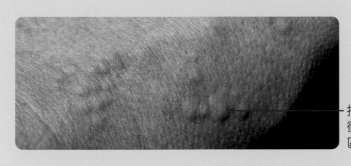

接觸性皮膚炎的皮膚病
徵與濕疹、蕁麻疹不易
區分，趕快去看醫生。

鎳：是最常見的過敏金屬，在台灣有許多人對鎳過敏，而且男多於女（理由尚不清楚），主要是因為含鎳的眼鏡框、金屬耳環、項鍊、手錶、甚至於衣服上的鈕釦、拉鍊，連銅板硬幣或鑰匙，都可以在皮膚上引發症狀。二、**橡膠用品**：橡膠本身或是在製造過程添加的多種化學劑（橡膠添加物）都可能是過敏原，比如橡膠手套、拖鞋、衣物上的鬆緊帶等。三、**染髮劑**：染髮劑內的 PPD 一般做為染色用，使用時需混以氧化劑（通常是過氧化物），對於 PPD 過敏的人，不應使用任何含有氧化物的染髮劑。四、**鉻酸鹽類**：是經常導致接觸性皮膚炎的化學物質。鉻酸鹽常做為製作鞋子及其它衣服的淡色柔軟皮革劑，某些鞋子引致的皮膚炎，是因為對皮革之雙鉻酸鹽成分有了過敏反應。五、**甲醛**：甲醛廣泛地應用於生活環境中，而且深藏不露。以下常見物品含有甲醛：黏膠、防腐劑、化粧品、一般家用清潔液品、磨光粉和打亮品、汽車用清潔劑、防鏽品、紙張處理；凡是有抗皺、防水、防蛀、防黴、防汗處理及「防縮水」的紡織品等。六、**香料**：對香料過敏的人數逐年升高，一般好發生在顏面、頸部，如果是美容美髮師等工作人員則多是手部。香料種類特多，其中 cinnamic aldehyde、cinnamic alcohol、eugenol 及 isoeugenol 最為普遍。可惜在產品上都沒有標示香料，標示香料成份於產品上也是非常必要的事。七、**防曬劑**：防曬劑的使用愈來愈普遍，內含的吸光性物質（常見的吸收長波紫外線物質及中長波紫外線吸收劑等）會引起接觸性皮膚炎及光照性接觸皮膚炎。

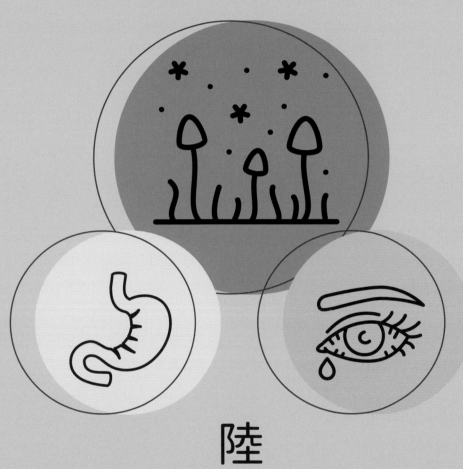

陸

其他過敏病症

066 我為什麼經常拉肚子不然就是便秘？

因過敏所引起的腸胃道不適，基本上屬於功能性的問題，有過敏診治經驗的醫師會給予適當的治療及衛教。

相信一般人可能都有這樣的經驗，有時拉肚子、腹痛的症狀，說來就來，特別是在吃完東西或生活壓力大時立即發生；另外，在這段腸胃不適的期間又偶而會有嚴重的便秘。這種令人無法預期、說來就來的腹痛腹瀉，很讓人感到困擾，造成工作及生活上諸多不便。

醫師針對病人主述這種異常的腸胃道症狀交替發生長達半年之久，加上腹部脹氣、糞便偶有黏液，診斷會朝向**過敏性腸胃炎**（參見 154 頁）或醫學上稱為的**大腸激躁症**（參見 156 頁）。病人最擔心及疑惑的是這最後會不會演變成其他腸胃道重症甚至胃癌、大腸直腸癌。幸好，根據醫師表示，因過敏所引起的腸胃道不適，目前所知與大腸直腸癌並無明確的關聯性！除非因害怕大腸激躁症的經常發生而改變了飲食習慣，少吃蔬果（誤以為對某些蔬果過敏），才有可能牽連上大腸直腸癌。

依免疫學的原理，簡單來說，就是有過敏體質的人吃進易引發過敏的食物或各式添加劑（可參見 66、67 頁），過敏原與腸胃道上被 IgE 致敏的肥大細胞結合，引發一連串的立即性過敏反應。在胃部最常見的就是胃酸異常分泌，造成潰瘍、消化不良、脹氣等症狀；至於在腸道，則是因為腸黏膜及微血管的通透性增加、腸道受到刺激蠕動力異常而導致拉肚子，而後也可因流至大腸直腸的固形排泄物水份變少再被回收水份，加上腸道神經刺激，造成糞便硬化、阻塞，不易排出。這種經常不是拉肚子或便秘的病症，當然要先經過腸胃科的詳細檢查，以排除發炎或腫瘤的可能。因過敏所引起的腸胃道不適，基本上屬於身體功能性的問題，有過敏診治經驗的醫師會給予適當的治療及衛教。

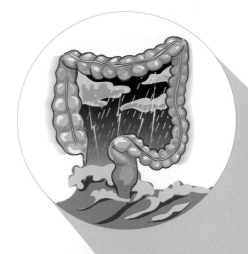

下痢

不論是拉肚子或是便秘，都容易造成生活上的不便。

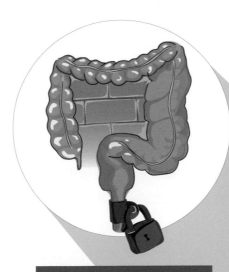

便祕

067 過敏性腸胃炎

所謂的過敏性腸胃炎，臨床上常見於嬰幼兒，屬於嬰幼兒的一種過敏性疾病。
照顧這種寶寶的家長特別辛苦。

依據過敏及病因學的原理來看，造成成人因過敏所引起的腸道不適，其實應稱為**大腸激躁症**（參見 156 頁）。至於所謂的**過敏性腸胃炎**，臨床上常見於嬰幼兒，屬於嬰幼兒的一種過敏性疾病。

不少媽媽可能有的育兒經驗——寶寶腹瀉頻頻，口服腸胃炎的藥物也沒有效果，其他腹瀉的原因也排除了，這到底是怎麼回事呢？首先必須先談談什麼是過敏性腸胃炎，問題的根源當然與寶寶的過敏體質有關，出現對某些食物過敏而引起的腹瀉，幼兒患病率約在一成左右。主要因為這些食物的過敏原成份先前已透過胎盤或母乳讓寶寶「認識」了，然後寶寶再因吃入這些東西（消化道接觸）而引起過敏反應，最常見的過敏食物有牛奶、雞蛋、大豆、小麥、花生、海鮮。

嬰幼兒過敏性腸胃炎的症狀是腹瀉、腹脹、黏液便、大便次數增多、伴有腹痛、呈持續性的鈍痛等症狀為主。由於不屬於感染發炎所引起的腹痛，口服抗生素類的藥物，是沒有效的，反而易造成二度感染，加重腹瀉。家長照顧的重點是要注意避免盲目用藥，寶寶出現反覆腹瀉，沒有好轉的情況下，最好及時就醫檢查，查明病因，對症治療，以免延誤病情。一般說來，寶寶在三歲左右，對食物產生耐受性後，這種過敏反應就會減少或慢慢消退的，但有些寶寶會持續較長的時間，但通常在十歲左右都會康復。治療上簡單分為以下三方面：一、避免吃到易誘發過敏的食物。二、症狀嚴重時，可口服抗過敏藥物。三、只要及時地對症治療，一般預後是良好的，對寶寶的生長發育沒有影響，也不會出現營養不良的情況。

> **常見過敏食物：**
> 牛奶、雞蛋、大豆、小麥、花生、海鮮
>
> **常出現症狀：**
> 腸胃絞痛、嘔吐、腹瀉

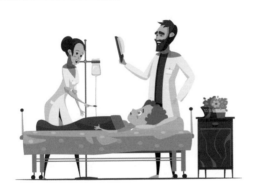

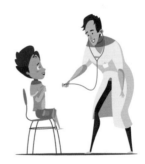

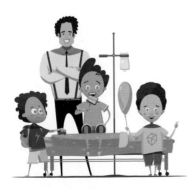

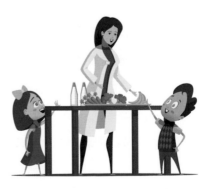

有嚴重過敏性腸胃炎的嬰幼兒，還是得住院接受醫師治療及家長仔細的照顧

068 什麼是大腸激躁症？

大腸激躁症患者會出現不定時的腹痛、拉肚子，時而會便秘，糞便帶有黏液。
這類病人容易有沮喪或焦慮的特質。

　　大腸激躁症（irritable-bowel-syndrome；IBS）簡稱「腸躁症」，
患者會出現不定時的腹痛、拉肚子，時而會便秘，糞便帶有黏液。這類病
人容易有沮喪或焦慮的特質。根據統計，經由家醫科轉介給腸胃專科的患
者中，腸躁症就占了三、五成。美國的學者、醫師曾依照 1992 年在羅馬訂
定的診斷標準，針對五千多名美國人進行大規模的研究發現，腸躁症的盛
行率，男性為 7.7%；女性 14.5%。而台灣方面的統計，腸躁症的發生率約
有兩成，比率不算低，也符合一般對過敏病的統計調查現況。

　　根據有經驗的劉博仁醫師表示，一般造成腸躁症的原因可能有以下：
一、腸道敏感性增加、蠕動力異常。二、腸道內物質的刺激或是腸道神經
免疫系統的改變。三、神經傳導物質不平衡。四、心理或社會壓力過大。
目前診斷腸躁症的重點是——過去半年內某三個月裡，每個月至少有三天
以上出現腹痛或排便習慣改變的情形，並且具有以下至少兩項特徵者：一、
有拉肚子或便秘的情形。二、排便次數變多或變少。三、腹部不適的情形
在排便後立刻舒緩。

　　要治療腸躁症，首先要了解每天的飲食，因此劉博仁醫師常建議要做
「飲食日記」（如右頁表格，此簡易表格也可用在異位性皮膚炎或其他過
敏病上），把每天的飲食細目記錄下來。另外，醫師也會建議執行急性過
敏原 Sp. IgE 以及慢性食物 IgG_4 不耐檢測。醫師一般對腸躁症患者會開的
藥物有軟便劑、抗痙攣藥物、抗憂鬱劑、血清素接受體拮抗或促進劑等，
不過，部份患者仍因經常復發而備感困擾。

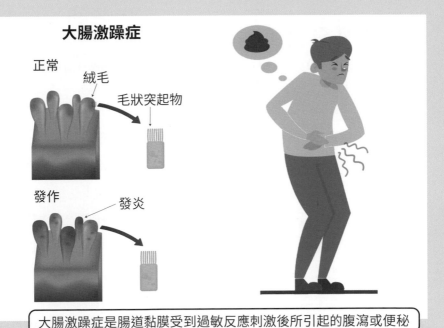

大腸激躁症

正常

絨毛

毛狀突起物

發作

發炎

大腸激躁症是腸道黏膜受到過敏反應刺激後所引起的腹瀉或便秘

每週飲食日記

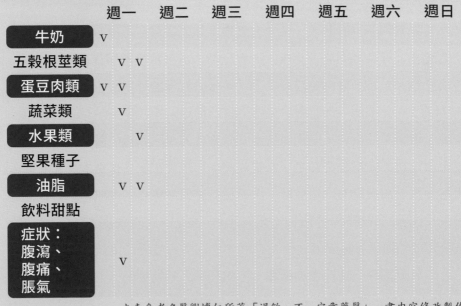

	週一	週二	週三	週四	週五	週六	週日
牛奶	V						
五穀根莖類	V	V					
蛋豆肉類	V	V					
蔬菜類	V						
水果類		V					
堅果種子							
油脂	V	V					
飲料甜點							
症狀：腹瀉、腹痛、脹氣	V						

本表參考名醫劉博仁所著「過敏，不一定靠藥醫」一書內容修改製作

069 慢性食物不耐症與腸漏症

慢性食物不耐是指人體無法耐受長期食用某一特定食物，其衍生出來的症狀如腸躁症等，這也與腸漏症息息相關。

　　根據專精過敏的醫師表示，功能性醫學及自然療法都認為，慢性食物不耐與腸漏症（leaky gut syndrome）息息相關。到底什麼是腸漏症呢？簡單說來，正常的腸黏膜是完整無漏孔的，一旦腸黏膜上的絨毛屏障因多種原因導致絨毛細胞間黏連防禦的保護網弱化，甚至有空隙或滲透壓改變，這時我們吃入的食物大分子（尤其是蛋白類），在沒有完全消化的情形下進入血液或淋巴液中，此即為腸漏症。

　　而所謂的「慢性食物不耐」是指人體無法耐受長期食用某一特定食物，其衍生出來的症狀如慢性疲勞、頭痛、腸躁症、濕疹、氣喘、梅尼爾氏症等，雖不至於像急性過敏那麼嚴重且迅速發生，但也經常困擾著不少病人。有經驗的醫師為了找出慢性食物不耐症的病因，會先安排一些血液檢查。若為慢性食物不耐的病人，常見有紅血球嚴重串聯（嚴重酸性體質）、肝功能異常（肝臟解毒能力下降）、氧化壓力自由基反應相當高以及腸漏症等檢查結果，接著醫師會建議執行「多種食物不耐過敏原 IgG_4」檢測（參見 94 頁）。一般病人都會對檢查結果感到驚訝，例如對牛奶、蛋白、花生、小麥、奇異果等呈現重度不耐情形；其他如鱈魚、牛肉、貝類也有中度不耐現象，直呼這些食物都是平常愛吃的。一般說來，有「食物不耐」的人大都會表現出上述的一些症狀，由於症狀相當多樣化，剛好也印證了許多病人長期因某處疼痛、不舒服所感到的力不從心。人體會發生食物不耐症，主要可能的原因分述如下。

　　一、**反覆單一特定食物攝取**：例如長期大量喝鮮奶，奶中的酪蛋白容易造成 IgG 的激化，導致食物不耐症。

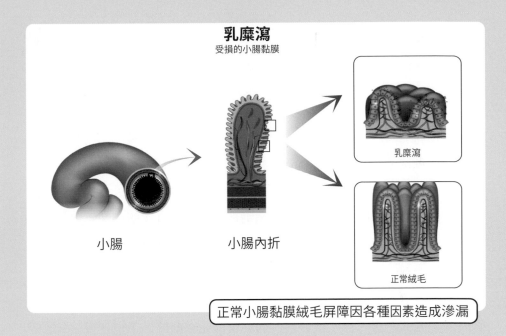

乳糜瀉
受損的小腸黏膜

小腸　　　　　　小腸內折

乳糜瀉

正常絨毛

正常小腸黏膜絨毛屏障因各種因素造成滲漏

二、**消化不良**：飲食習慣不佳（如暴飲暴食）以及胃、胰、膽各種消化酵素不足。

三、**腸道細菌叢失衡**：腸道裡壞菌及真菌增多，好菌變少。

四、**腸漏症**：腸黏膜細胞間有孔洞，造成食物大分子、毒素、過敏原進入血液或淋巴液中，引發一連串不適症狀。

五、**腸道免疫力下降**：腸道黏膜上的分泌型 IgA 無法發揮局部免疫功能，進而容易受到病菌感染。

六、**壓力**：壓力會引起腦下垂體、腎上腺、甲狀腺激素系統的紊亂，直接影響第二個「腦」——腸胃道系統。

七、**酗酒**：酒精會改變腸道細胞滲透壓，造成腸漏，並影響肝臟解毒功能，增加食物不耐機率。

八、**藥物**：各種消炎止痛藥、抗生素都會破壞腸胃道的黏膜；吃太多的胃藥也會使黏膜萎縮、胃液酸度不夠等，引起腸漏。

070花粉症

花粉症主要是因樹木及花草所散播之花粉，所引起有過敏體質者的季節性過敏症。

　　嚴格說起來，花粉症可說是一些過敏病如**過敏性鼻炎、結膜炎、氣喘**的綜合症狀之一，若單就因樹草花粉所引起的過敏症，有人慣以花粉熱或**枯草熱**（hay fever）稱之。

　　花粉症主要是因花草或樹木靠風力散播之小花粉，所引起有過敏體質者的季節性（依開花季節而定）過敏症，光是美國就有三千五百萬的人飽受花粉症之苦。症狀包括打噴嚏、流鼻水、鼻塞、眼、鼻、喉發癢、咳嗽、流淚或頭痛等。早上起床時症狀較為明顯，有些患者甚至會一天之內發作好幾次。尤其在春、夏、秋各種不同樹草開花季節時，正是花粉症肆虐的時候，如何避開花粉對身體所造成的困擾，對防治花粉症來說格外重要！通常在氣溫高的晴天、空氣乾燥、風速大時，空中的花粉濃度較高，導致花粉症的機率也會較明顯。反之，下雨時因雨水的沖刷、濕度高，空氣中的花粉濃度會較低（這也是爲何濕度高的台灣，花粉症患者相對比乾燥的歐美國家少之故）。

　　花粉症的病徵與感冒（花粉熱的「熱」字與一般認知的發燒無關）很相似，因此常容易引起誤解。醫師提醒，如果您有以下的症狀（特別是到戶外、公園時），很有可能是罹患了花粉症。一、經常打噴嚏。二、眼睛紅癢、不停地流淚。三、全身發冷但沒有高燒。四、耳朵和靜脈竇重複受到感染。五、嗅覺或味覺長期地失去功能。六、喉嚨嘶啞。七、持久的咳嗽。

　　由於兒童的呼吸道較為脆弱，因此，對花粉會過敏的小朋友，父母要特別的細心防護與準備，能幫助孩童減輕許多發病的機會與症狀，使孩童

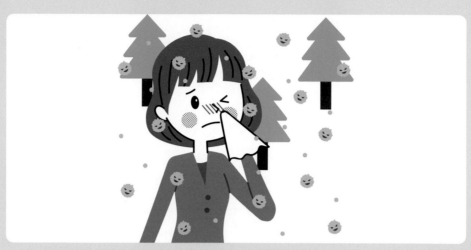

台灣氣候潮濕，相較國外，花粉過敏不明顯，經常被誤以為是感冒。因此如果反覆就醫，症狀卻沒有好轉，可能就要找找真正的過敏原了！

在氣候良好之際也能輕鬆自在地從事戶外活動。美國小兒科照護協會的醫師表示，首先需要做過敏原檢驗以利醫師及家長瞭解孩子的過敏原為何？聽從醫師的衛教，明瞭生活、上學或工作附近是否有會引起過敏的樹草及其授粉的季節與時間，並在症狀出現前先著手開始治療。通常在孩子五、六歲時最易發展出季節性花粉症，且成年後仍有可能持續。台灣的醫師也建議下列方法，幫助父母在日常生活中做好預防與照顧的工作：一、讓孩子在傍晚或大雨之後做戶外活動。二、花粉在空氣中的量是每日波動的，可以依當地的天氣報告（台灣目前尚未有「花粉氣象報告」）為依據來決定是否該從事戶外活動。三、不要將衣服或床單晾在戶外，以免花粉隨之被帶進屋裡。四、室內最好使用空調，因空調能幫助過濾花粉。

　　「預防」是治療花粉症的最好方法。避免在花粉症好發的季節出遊、戴上口罩等，都可以減少接觸花粉的機會。只要不接觸到花粉，自然不會出現後續的症狀。只要能及時採取預防和治療措施，您與家人也能輕鬆自在地從事戶外活動。

071 過敏性結膜炎

過敏性結膜炎分為常年性或季節性，都與室內或戶外的過敏原有關，主要症狀是因過敏反應所引起的眼睛紅、腫、癢。

　　根據醫師的門診經驗，有過敏體質的人到處求診，打噴嚏、鼻子癢已是司空見慣，也有伴隨眼睛奇癢無比，整天搓揉到直呼：「乾脆把眼珠子挖掉算了！」這種痛苦，就是過敏性（角）結膜炎。

　　眼科醫師一般把過敏性結膜炎（allergic conjunctivitis）分為常年性或季節性結膜炎、異位性角結膜炎、春季型角結膜炎、巨乳突結膜炎等，其中以常年性或季節性結膜炎最常見。所謂的季節性結膜炎即是上文提到的花粉熱綜合症狀之一，名為季節性表示這種結膜炎與空中的花粉、黴菌孢子大量散佈有關，戴口罩可以防止花粉被吸進呼吸道，減輕鼻炎甚至氣喘的發作，但要防止花粉飄進眼睛則有困難（曾有嚴重過敏性結膜炎之人戴著游泳用的蛙鏡出門之趣談）；而常年性結膜炎則與室內（不分季節）的吸入性過敏原如塵蟎、蟑螂、寵物皮毛屑、黴菌有關。或許有人會問，引起過敏性結膜炎的過敏原及過敏反應與本書多處提到的鼻過敏、氣喘似乎完全一樣，為何過敏症狀會在眼睛如此嚴重呢？這只能用第 32 頁「何謂過敏體質？」所述內容來解釋，或許是有些人眼結膜內的過敏抗體和細胞容易被致敏或特別活躍，所以容易在眼角結膜表現出過敏病症。

　　根據有經驗的醫師表示，過敏性結膜炎的治療有以下三大原則。一、首先必須要知道引發結膜炎的過敏原為何？（抽血檢測過敏原 Sp. IgE，常有意想不到的結果）才能得知該如何從源頭避開。若得知主要過敏原為樹草花粉，必須根據衛教指示，仔細觀察了解住家附近及學校操場是否有引起過敏的樹草及其開花季節，主動避開之。而香菸、環境廢氣污染、懸浮微粒、家中裝潢材料、溫濕度變化等也都是要注意的。

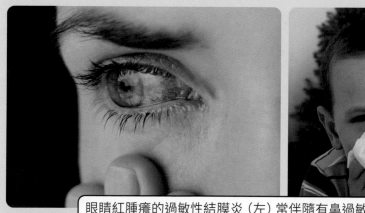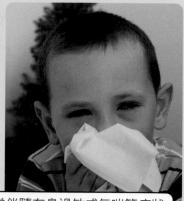

眼睛紅腫癢的過敏性結膜炎（左）常伴隨有鼻過敏或氣喘等症狀

!

過敏性結膜炎常見症狀：

眼睛紅腫、充血、搔癢，產生清澈的分泌物。嚴重時甚至眼皮也會水腫

結膜炎照護重點：

1. 冰敷：減緩癢感，盡量避免揉眼睛、吹氣，反而會刺激發癢。
2. 人工淚液、生理食鹽水：使用不含防腐劑的人工淚液、生理食鹽水沖洗，降低過敏原濃度。
3. 藥物治療：使用醫師開立的眼藥水減緩症狀，但記得注意保存期限。

　　二、如果因癢到受不了而要揉眼睛，必須要記得把手洗乾淨。目前眼科醫師所開的藥物以局部血管收縮劑、抗組織胺、非類固醇性抗炎藥劑、肥大細胞安定劑或是類固醇藥物為主。不過，投藥次數、劑量及時間長短都要聽從醫師的安排。

　　三、至於在生活型態調理方面，首重適度規律的運動、時常遠望凝視、充足睡眠以及紓緩壓力等。

072 過敏性急性休克

過敏性急性休克是因 Type I 即發型過敏反應所引發，是一種急性且具有潛在致命性的過敏病。

臨床上常見的全身性過敏病症亦稱為**過敏性休克**（anaphylaxis；anaphylactic shock），這是因 Type I 即發型過敏反應即過敏性休克反應（參見 20 頁），所引發之一種急性且具有潛在致命性的過敏病。當有過敏體質的人再次接觸同種過敏原後，因過敏原 Sp. IgE 刺激肥大細胞及嗜鹼性球，使其釋放一些引起血管活化的調節物質，而造成多重器官或系統出現各種症狀，嚴重時有致命的危機。根據最近國外的文獻報告，因過敏相關症狀至急診就醫的比例有 0.2 ～ 1%，因嚴重過敏反應而致死者，每百萬人中約一至三人，國內目前無詳細的報告。

全身過敏性反應的症狀其實是可輕可重，在接觸過敏原後的 5 ～ 30 分鐘內逐漸發生初症，常會有輕微的鼻塞、流鼻水、結膜炎、臉潮紅及皮膚癢（全身性蕁麻疹）。臨床上常將較嚴重的全身過敏性反應分為：一、**嚴重氣喘發作**：對花生過敏者最常出現此症狀。二、**咽喉水腫**：可能單獨發生或合併臉部水腫，會導致窒息。三、**全身性反應**：會引起多重器官反應，包括蕁麻疹、腹痛、嘔吐及呼吸窘迫等。四、**過敏性休克**：包括血壓下降及皮膚潮紅或蒼白、呼吸道及腸胃症狀等。此常見於藥物過敏。

引起全身過敏性反應的原因，在醫院外最常見為食物過敏；其他為口服藥物、昆蟲叮咬及運動所引發等。在醫院內發生之全身過敏性反應常見為抗生素、靜脈注射免疫球蛋白、顯影劑及橡膠手套等（整理於右頁表）。有氣喘病史的患者更要特別注意。過敏性急性休克絕對是預防勝於治療。雖然只有一半的患者能明確找到過敏原，但若能詳細回顧病史並找出過敏原是相當重要的，以做為將來避免與這些過敏原接觸的基礎。 治療方面的

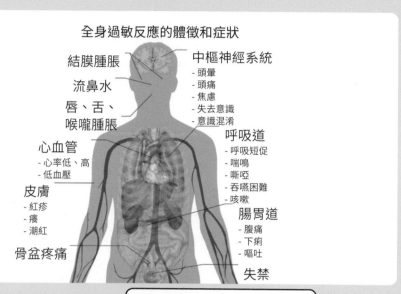

全身過敏反應的體徵和症狀

結膜腫脹

流鼻水

唇、舌、
喉嚨腫脹

心血管
- 心率低、高
- 低血壓

皮膚
- 紅疹
- 癢
- 潮紅

骨盆疼痛

中樞神經系統
- 頭暈
- 頭痛
- 焦慮
- 失去意識
- 意識混淆

呼吸道
- 呼吸短促
- 喘鳴
- 嘶啞
- 吞嚥困難
- 咳嗽

腸胃道
- 腹痛
- 下痢
- 嘔吐

失禁

全身性過敏反應的體徵和症狀 　由維基百科提供

引發全身過敏性反應的可能原因和物質

食物過敏原　花生、魚、帶殼海鮮、牛奶、雞蛋。

藥物注射／服用　抗生素（Amoxicillin、Cephalosporines 等）；阿斯匹靈（Aspirin）；非類固醇之抗發炎藥物（NSAID）；全身麻醉藥劑、嗎啡；胰島素；血液製劑；顯影劑（iodinated contrast media）。

接　觸　橡膠手套。

昆蟲叮咬　大黃蜂、胡蜂、蜜蜂、蜈蚣。

運　動　食用小麥製品後激烈運動。

原則是儘早送醫，使用腎上腺素可避免致命的悲劇。在大腿肌肉注射腎上腺素比手臂肌肉注射的吸收效果來得快，以減少延遲治療的遺憾。此外，抗組織胺、氧氣及其他支持性療法可改善病況，而類固醇則可減少炎症晚期的反應。由於高達三成的病患會在初發八至十二小時後再次發作，且無法由第一次發作的嚴重度來預測，因此在病患發作後須觀察至少二十四小時，才可返家。

073 為何醫師常問我是否對青黴素過敏？

醫師行醫用藥治病，為避免遇到因注射藥物所引起的過敏性急性休克，因此，都會在診間張貼公告或親自詢問。

數十年前，偶聞有小朋友因感冒到診所就診，當醫師為病童打了一針盤尼西林（penicillin；青黴素）後，病童立即感到頭暈、不舒服，經急救後恢復了意識。醫師行醫用藥治病，為何會遇到如此危急的狀況呢？這是現今醫界已意識到——有過敏體質的人對注射藥物所引起之過敏性急性休克，這是一種急性全身性過敏反應（參見 164 頁）。

簡單說，藥物過敏是指有過敏體質的人對某些特定藥物重複接觸（注射直接進入血中反應最快）後，因 Type I 即發型過敏反應即過敏性休克反應（參見 20 頁），誘發全身免疫系統的反應，造成各種症狀如皮膚的紅、腫、疹、癢、發燒，嚴重時會有呼吸困難、血壓劇降、心跳變慢、休克、毒性表皮溶解症。嚴重時全身表皮脫離，像是大規模燒燙傷，還必須住進燙傷加護病房，甚至可能發生急性肝、腎發炎或衰竭。另外，其他不同分子化學結構的藥物所引起的過敏反應，還包括破壞紅血球及血小板，造成自體免疫疾病、血清病等。

其實，所有藥物（最常見的是阿斯匹靈和盤尼西林）都有可能引起過敏反應，但絕大部份的人無法得知自己是否對某種藥物過敏，只能靠就醫經驗。當您曾多次使用某種藥物而感到不舒服時，就千萬要記得，並告知醫師，以免醫師在不知情下又開了相同的藥物。以下列出幾類較常引發過敏的藥物，民眾平時就應該留意。一、**抗生素**：如青黴素、立放平、四環黴素、磺胺類、頭芽孢菌素等。二、**消炎止痛藥**：如阿斯匹靈、布洛芬、特克菲那、可多普洛菲，甚至常見的普拿疼。三、**抗癲癇藥物**：苯妥英、癲通等。四、**降尿酸藥物**：安樂普利諾。五、**麻醉劑**。六、**胰島素**。七、

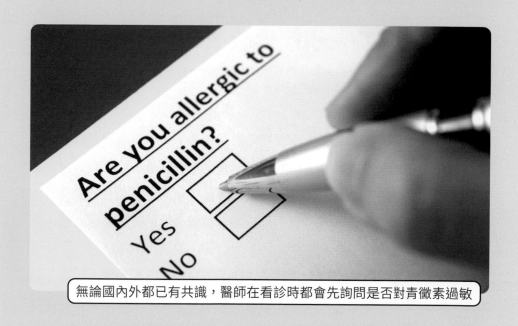

無論國內外都已有共識，醫師在看診時都會先詢問是否對青黴素過敏

> **！藥物過敏的6大前兆症狀**
>
> 「疹」皮膚紅疹、搔癢或水泡
>
> 「破」口腔潰瘍
>
> 「痛」喉嚨痛、吞嚥困難
>
> 「紅」眼睛紅腫、燒灼感
>
> 「腫」嘴唇腫
>
> 「燒」發燒
>
> 資料來源：衛生福利部

放射線檢查顯影劑。八、**甲狀腺亢進治療藥**。九、其他如抗組織胺、類固醇、維生素、藥物添加劑、某些中藥等。

074 哪些藥物常引起過敏？

若醫院備有常引起過敏藥物的皮膚試驗試劑時，都可以先給病人做測試，確定無過敏反應後才用藥，以免憾事發生。

　　一般人普遍有個觀念——西醫或西藥是用來解決「疾病的問題」且都有「副作用」，根據西醫師表示，臨床上所見的藥物副作用有 5 ～ 10% 是起因於**藥物過敏**。不過，醫師經常提醒民眾的是，藥物也和食物一樣有「不耐症」的問題，例如當吃了某種藥物後發生頭暈、頭痛、噁心、嘔吐、腹絞痛等，這種反應與真正的「藥物過敏」無關，而是一種不適應，由於這也會引起病人不舒服的「藥物不耐症」常造成醫病雙方的困擾，因此，若「發現」病人有此現象，醫師都會註記在病歷上，改用相同療效的替代藥。最常會引起過敏的藥物整理於右頁表給各界指教及讀者參考。

　　一般醫師遇到藥物過敏時會立刻急救處理，先注射抗組織胺、類固醇，已（將）休克患者，醫師會趕快給予腎上腺素。皮膚的紅疹問題，則予以冰敷或沖冷水，換著寬鬆純綿衣物。

　　如果藥物投予的次數過於頻繁或是投藥方式為注射、皮下給予而非口服，那發生藥物過敏的機率將大增。當您在服用藥物時，如果發生任何的副作用（無論是不是屬於藥物過敏）都應告知醫師，而且還要確定醫師清楚明白您以往發生過的所有藥物副作用。醫師如果想知道您是否有藥物過敏，一般最信賴的是執行「皮膚試驗」，其中最常做的就是青黴素類的抗生素，因為在住院治療時青黴素類是最常用的注射抗生素。此外，其他常見會引起藥物過敏（見右頁表）的藥劑，若醫院備有此類抽血檢驗或皮膚試驗的過敏原試劑時，都可以先測試，確定無過敏反應後才用藥，以免憾事發生。

常見易引發藥物過敏症的藥物

藥物種類	藥物中英文名
消炎止痛藥	Aspirin 阿斯匹靈、Brufen 布洛芬、Diclofenac 特克菲那、Ketoprofen 可多普洛菲，Panadol 普拿疼、Compound Aminopyrine Phenacetin Tablets 去痛片。
抗生素	Penicillin 青黴素、Amoxicillin 阿莫西林、Rifampin 立放平、Cephalosporines 頭笒孢菌素、Tetracyclin 四環黴素、氨基苄青黴素、Streptomycin 鏈黴素、Kanamycin 卡那黴素。
磺胺類藥物	sulfathiazole 磺胺噻唑、sulfadiazine 磺胺嘧啶、long-acting sulfonamides 長效磺胺、co-trimoxazole 複方新諾明。
鎮靜安眠藥	Luminal 魯米那、Diazepam 安定。
抗癲癇藥物	Phenytoin 苯妥英、Tegretol 癲通。
麻醉用藥	Procaine 普魯卡因。
降尿酸藥物	Allopurinol 安樂普利諾。
胰島素	Humalog 優泌樂（Lispro）、NoVoRapid 諾和瑞等。
放射線檢查顯影劑	部份的硫酸鋇劑、含碘顯影劑、MRI 造影顯影劑等。
甲狀腺機能亢進治療藥	Carbimazole（Carbizo®）抗泌腫、Propylthiouracil（Polupi®）僕樂彼錠。
血清製劑	丙種胎盤球蛋白、動物血清、疫苗等。
其他	如抗組織胺、類固醇、維生素、藥物添加劑、中草藥。

075 過敏性炎症

過敏性發炎反應的致病機轉頗為複雜,參與的免疫細胞及化學物質更多,加重了過敏病症,特別是因支氣管組織細胞受到破壞的氣喘。

前文多處提到,在引起過敏病的過敏反應中,當過敏原 Sp. IgE 與位於局部組織黏膜上的肥大細胞、嗜鹼性球接合且「待命」(可參見 21 頁圖)。當下次再接觸到相同過敏原時,各組織中被 Sp. IgE **致敏化**(sensitized)的肥大細胞,會透過細胞表面的 IgE 與過敏原結合,啟動一連串的細胞內反應,肥大細胞內的多種顆粒會胞解破裂,釋出組織胺、前列腺素、血清胺、動素類等具有生理作用的化學媒介物和細胞激素。這些化學物質可引發血管擴張、通透性增加及平滑肌收縮,造成臨床症狀(一般稱為「過敏發炎」的初期反應,則是即發型過敏反應),較麻煩的是此型過敏反應還會陸續引起**過敏炎症**(allergic inflammation),即所謂的「過敏發炎」**後期**反應(筆者個人認為直接稱之過敏炎症反應即可)。

此過敏性發炎反應的致病機轉頗為複雜,參與的免疫細胞如同樣具有細胞顆粒胞解作用的嗜酸性球(eosinophil)及更多化學物質。上文提及,被 IgE 致敏化的肥大細胞與過敏原接觸後會放出三大類、十六種化學介質和細胞激素(cytokine)。除了引起即發型過敏症狀的化學物質如組織胺外,另有些細胞激素會「通知」免疫細胞來「幫忙」。其中最主要的是嗜酸性球,原本於寄生蟲感染時可毒殺外來細胞,但在過敏反應卻「幫倒忙」,加重過敏炎症。

當嗜酸性球因各種激素作用而被活化時顆粒會破裂釋出一種毒性蛋白——**嗜酸性球陽離子蛋白(ECP)**,常被發現大量存在於氣喘患者之氣管壁上及氣管沖洗液中。ECP 引起一種亦算是廣義的發炎現象,ECP 持續傷害呼吸道上皮細胞,加重了過敏性氣喘的嚴重程度。嗜酸性球參與多種

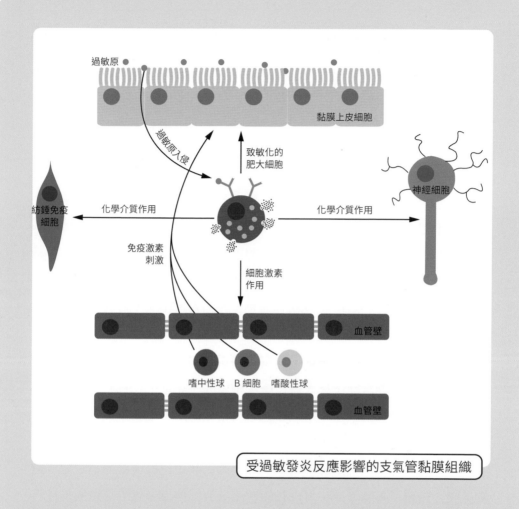

受過敏發炎反應影響的支氣管黏膜組織

過敏病的發炎反應，其中以氣喘最常見也最重要。因此，專精於氣喘診治的醫師，特別會關注因過敏病所引起的過敏炎症反應。曾有不少病理解剖報告指出，在死於氣喘之病患的下呼吸道及肺部充滿阻塞性黏塊，有極多的脫落上皮細胞和嗜酸性球。後來證實此與嗜酸性球大量聚集並釋出毒性蛋白，造成氣管表皮細胞的崩解及肺部組織的破壞有關。

076 反覆的中耳炎與中耳積水

患有反覆性中耳炎合併積水的小朋友中，將近九成都有不同程度的食物過敏或食物不耐症，解決了過敏問題就會康復。

相信有不少家長曾因小朋友耳朵痛、發燒而掛耳鼻喉科門診，特別是明明已經看了好幾次醫生、吃過幾個月的藥，但小朋友中耳積水引起發炎、疼痛的情形卻反反覆覆，甚至連聽力都受影響。根據耳鼻喉科醫師表示，小孩罹患急性中耳炎的比例占八、九成，其他一、兩成則是慢性中耳炎以及較易被忽略的反覆性中耳積水問題。

小朋友之所以容易罹患中耳炎，是因為孩童的顱顏發育尚未完全，連接中耳腔與鼻腔的耳咽管構造較平且短，加上五歲以前，扁桃腺、腺樣體等組織較肥大，一旦感冒、過敏、哭泣抽噎導致鼻涕逆流，細菌跑到中耳腔就發炎了。上世紀九十年代後，國內外耳鼻喉科醫師所做的臨床研究均發現，這些患有反覆性中耳炎合併中耳積水的小朋友中，將近九成都有不同程度的食物過敏或食物不耐症。其中最常見的主要過敏物質是牛奶中的**酪蛋白**，次要的則是蛋白、小麥、大豆、奇異果等。至於食物過敏為何會導致耳朵的問題呢？根據醫師的研判，原因應該是過敏或食物不耐症所造成鼻腔、鼻竇、耳咽管或中耳腔黏膜腫脹發炎，所以引起中耳通氣不良，進而積水、加重發炎。在醫師解決了過敏的問題加上中耳治療後，反覆性積水的狀況也逐漸不再持續。許多醫師也指出，欲控制這種中耳炎，有下列幾個要點。一、**控制鼻炎**：顧好鼻子。除了構造因素外，孩子年紀小還不會擤鼻涕，當鼻水累積時更易逆流，因而罹患中耳炎。家長可以適時幫孩子引流鼻涕，除了市售的吸鼻器外，也可以教孩子學會正確擤鼻涕，一次擤一邊鼻孔，避免兩側一起用力而造成耳朵不適。二、**避免感冒**。三、**喝水避免嗆到**。四、**解決食物過敏的問題**。

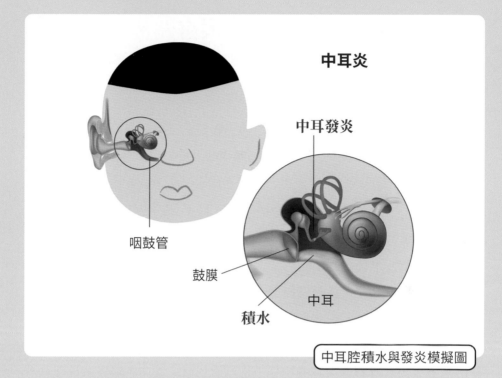

中耳炎

中耳發炎

咽鼓管

鼓膜

中耳

積水

中耳腔積水與發炎模擬圖

成人中耳炎常見症狀：耳朵痛、耳朵悶塞（聽力減弱）、耳朵出現分泌物

幼童中耳炎常見症狀：經常撥弄耳朵、哭鬧、發燒、耳朵出現分泌物

中耳炎症狀持續三個月以上，便是「慢性中耳炎」，如果沒有及時治療，就有可能會影響聽力！

077 嚴重的偏頭痛與過敏大有關係

偏頭痛患者經醫師詳細問診、血液檢驗及食物不耐檢測後，醫師常可判斷或許是對食物的酪蛋白敏感所造成。

在我還沒深入接觸「過敏學」以前，除了上文所提到的反覆性中耳炎合併中耳積水外，很難想像竟然**偏頭痛**（migraine）也與食物過敏有關。2013 年義大利有個研究團隊發現，在慢性偏頭痛患者的血液裡，測出酪胺（Tyramine）、多巴胺（Dopamine）及正腎上腺素（Norepinephrine 或 Noradrenaline）都比常人高出許多。這些化學物質都屬於血管刺激因子，因刺激腦血管而誘發了偏頭痛。

在台灣，專精過敏的醫師指出，常有中年患者因頭痛和頭暈就醫一段時間後無法完全改善。每次發作時都可痛上好幾個小時，嚴重時會持續兩、三天，頻繁的時候每週可發作一至兩次。當症狀嚴重時，只能用手壓住頭部不敢動，因為頭部如果晃動的話，疼痛會加劇，且刺眼的光線與吵雜的聲響也會使頭更痛，常伴隨有噁心、嘔吐。雖然通常只有單側太陽穴附近疼痛，不過偶爾也會出現兩邊一起痛的情形。這些病友經過神經內科的腦波、頸動脈超音波檢查後，醫師大概只能說：「這是偏頭痛！」卻找不出原因，只能服藥緩解症狀。常聞有因嚴重頭痛困擾到引起憂鬱症。

這些患者經醫師詳細問診、血液檢驗及食物不耐檢測後，醫師常可判斷或許是對食物的酪蛋白敏感，若加上貧血，才會有嚴重的偏頭痛。醫師常建議患者不要再碰乳製相關飲食如牛奶、優酪乳、乳酪、起司、冰淇淋、奶茶等以及味精、柑橘、番茄、巧克力、可可及紅酒。因為這些物質都可能有酪胺成份。當病人接受醫師的飲食建議及規律服用鈣、鎂、天然魚油、維生素 B 群等營養品後，頭痛的症狀好了一半，不用再吃偏頭痛的緩解藥了。

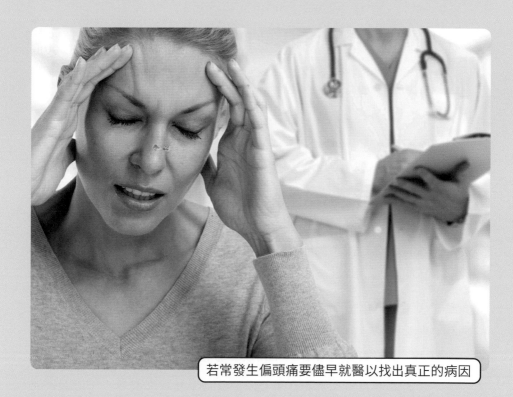

若常發生偏頭痛要儘早就醫以找出真正的病因

!

2019年國人十大慢性食物過敏

蛋白、蛋黃、花生、蜂蜜、腰果、黃豆、小麥、牛奶、鰻魚、綠豆

（資料來源：國內健檢機構 聯安診所統計）

慢性食物過敏症狀：偏頭痛、失眠、疲勞、喉嚨發炎、腸燥症、關節疼痛、注意力不集中、過敏性鼻炎、黑眼圈

078 新舊房子的怪味夢魘

房子內散發的怪味道，引起過敏病症或加重了過敏患者的症狀，這是因為揮發性有機化合物或潮濕長黴所致。

在我從事過敏檢驗這麼多年來，曾聽聞過敏病人提到有關他們搬進新家後的「夢魘」。這位病友的故事是她與老公省吃儉用，看上了一間由建商留下、曾做為「樣品屋」又重新裝潢的大廈房子。沒想到，歡歡喜喜搬進「起家厝」，新房子的味道讓她全家人經常留眼淚，還咳個不停；原本全家人已有的鼻炎、氣喘或濕疹更難控制了。

後來我們明白，一般最常遇到的室內空氣污染源是含有**甲醛樹脂**的接合劑。此物主要是在室內裝潢時的合板或隔板接合黏著用，會產生甲醛等揮發性有機物，不但會刺激呼吸道黏膜及皮膚，文獻還記載可能與鼻咽癌有關。除了甲醛外，還有**甲苯、二甲苯**這類室內有機揮發性化合物，常見於油漆、裝修、新傢俱入置及打蠟後，這些化學怪味都與鼻炎、氣喘被誘發有關。

另外，相信許多人有此經驗，當旅遊或出差時選擇廉價、老舊的旅館住宿，有人進到房間若聞到一股怪味、黴味，會感到不舒服、呼吸困難、眼睛癢、噴嚏不停等過敏症狀。追根究柢，是因為老房子各處因潮濕而長滿了黴菌菌落，孢子散佈於空中，對有過敏體質的人來說這是一種室內的吸入性過敏原。至於，新房子也很快發黴長孢子的原因則與使用廉價的裝潢材板有關。使用半價的氧化鎂板，取代防火、防潮功能較強的矽酸鈣板，便宜的氧化鎂板容易膨脹變形、積水氣，加上台灣氣候潮濕（室內濕度常年超過 70％），易孳生黴菌不足為奇，有鼻過敏、氣喘的人想要斷根（避開過敏原）可說是難上加難！飽受有機化合物或黴菌孢子困擾的過敏患者，除了最基本的使用除濕機外，最好找設計師為家裡的裝潢做個總體檢並好好改善。

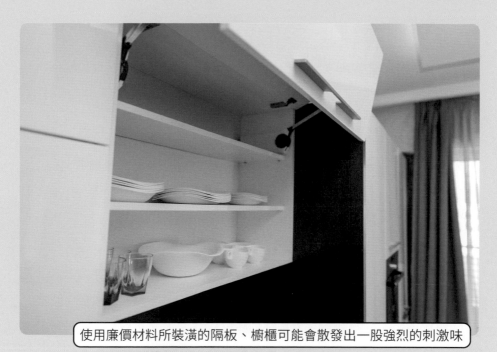

使用廉價材料所裝潢的隔板、櫥櫃可能會散發出一股強烈的刺激味

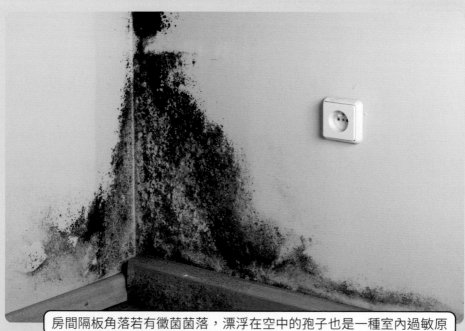

房間隔板角落若有黴菌菌落，漂浮在空中的孢子也是一種室內過敏原

079 衣服質料也會引起過敏的秘密

衣物材質裡的化學安定劑及乾洗劑揮發物是有毒性的，有過敏體質的人經常接觸後，會加重其皮膚過敏甚至其他症狀。

　　某些從事衣物販售多年的人，偶聞有持續受到嚴重皮膚過敏、異位性皮膚炎、蕁麻疹等糾纏的情形。根據醫師的說法，這很有可能屬於一種「職業性」過敏傷害，因為賣衣服的人與在紡織廠上班的工人一樣，有很多的機會與時間接觸到人造衣料，而許多衣料上有不少我們所不知的「過敏秘密」。

　　講到這裡，似乎有必要淺談一些有關「衣服材質」的知識讓讀者了解一下。紡織品材質簡單分為天然如棉、木棉、亞麻、羊毛、蠶絲、皮革、橡膠纖維和人造如聚脂纖維（polyester）、尼龍（nylon）、萊卡彈性纖維（lycar）、特多龍（tetoron）、壓克力纖維（acrylic）、醋酸纖維（acetate）、三醋酸纖維（triacetate）、彈性纖維（elastic）、玻璃纖維（glass）、金屬纖維（metallic）、聚乙烯（polyethylene）、聚丙烯（polypropylene）等兩大類，無論天然或人造，單一纖維製成的衣料各有其優缺點，故現今大多以不同比例的混紡來製衣。

　　原則上，單一純棉的衣物較無彈性，但柔軟涼爽，有皮膚過敏者應多著此類衣服。蠶絲衣物也因透氣和吸濕度高，可降低細菌或黴菌在衣物裡孳生，有過敏體質者可以常穿。由於上述的售衣工作者，每天所處的是充斥不同材質新衣物的環境，可能會對某一材質的衣服特別敏感，若儲衣間有灰塵、塵蟎，更是雪上加霜。根據統計，高達六成以上的「名牌」衣物都含有高濃度的安定劑**壬基酚聚氧乙烯醚（NPE）**。NPE 的毒性作用是它易分解為壬基酚（NP），壬基酚不僅會刺激皮膚，也有「生物累積性」並干擾身體的內分泌，與數種癌症的誘發可能有關。

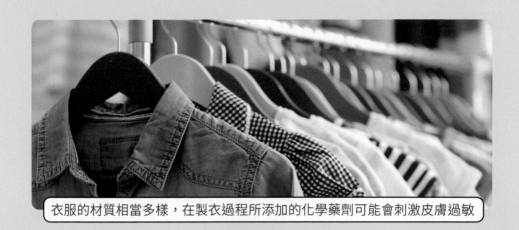

衣服的材質相當多樣，在製衣過程所添加的化學藥劑可能會刺激皮膚過敏

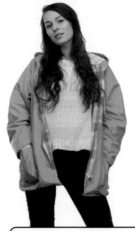

純棉及蠶絲的衣服很適合有皮膚過敏的人穿著

　　最後，提一個可能常被忽略的「乾洗劑揮發物」問題。早期，洗衣店曾使用的「弗素」和「四氯乙烯」，因為生物毒性高，不僅殘留於衣物上令人害怕，連店家員工經常接觸也很危險，現已少用。不過，取代的「石化工業乾洗油」，長期接觸也會造成皮膚脫屑過敏、眼睛紅癢、胸悶等。因此，建議當您拿回乾洗衣物後立刻取下防塵塑膠套，放在室外通風處兩、三天，再穿著或收進衣櫥。

080 過動兒竟然也與過敏有關

兒童過動症的成因有生理、心理及環境等三方面，其中因過敏而引起幼童長期的情緒問題，長大後容易用過動來表現。

近年來，「過動兒」愈來愈常在校園和家庭裡被提起。「過動兒」一詞是指患有過動症的兒童，而「過動症」的全名為**注意力不足過動症**（Attention-Deficit Hyperactivity Disorder；**ADHD**）。根據台大醫院在 2007 年針對國內 3,600 名小一到國三學生的調查，ADHD 盛行率達 7%，每班平均有三、四名，比例不算低。不過，由於家長和老師對於過動兒有許多迷思，經常錯失黃金治療期，迫使許多過動兒在無辜狀態下長期接受錯誤的對待。例如有的孩子天天被罰抄作業，從來不知道什麼叫下課；還有爸爸媽媽陪孩子寫作業寫到半夜，親子關係非常緊繃。

為何有些小朋友會表現出過動症？目前還不太清楚，學者們意見分歧，沒有定論。唯醫界綜合學者專家研究結果，可歸納成生理、心理、環境三方面因素。

在生理因素有腦功能或前庭系統失常：少數過動兒的產生主要是因大腦損傷、大腦化學成份失常或腦部長瘤等緣故，造成大腦額葉或中樞神經功能失調，致使兒童產生過度無目標的活動。前庭神經核是在其他神經系統配合下，維持全身的肌肉張力、姿勢和運動平衡，若前庭系統的正常活動不足且調幅作用不良時，常會好動、分心，所以過度好動是神經生理統合失常的症狀。另外也有可能是鉛中毒或血糖缺乏所引起一些特殊感覺如輕微頭痛、暴躁易怒、冒冷汗和心悸、覺得焦慮等。由於暴躁易怒就是過動兒所表現的症狀之一，有些心理醫師和心理學家視**家庭壓力太大**為出現過動兒的主要成因，若家長嘮叨不已、給予太多壓力時，兒童會以憂鬱、不適當的好動行為來應付痛苦。此為心理因素。

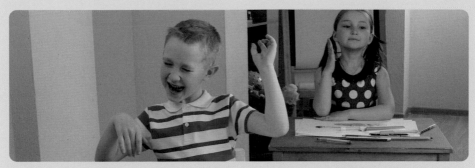

國小國中的小朋友若有注意力不足過動症的問題，很有可能是因為嬰幼兒所患的過敏病「後遺症」。

　　至於環境因素可分**孕兒環境**及**家庭環境**兩方面來討論。許多研究指出，媽媽若於懷孕期間感染疾病、濫用藥物或長期生活在壓力下，以及有缺氧、胎內感染、黃疸過高、頭部損傷等，都是可能的原因。此外，近年來有愈來愈多的證據顯示：孕婦生產方式與過動問題也有關連。生產時，若使用產鉗或大量藥劑，都可能會導致小孩將來好動、易分心等問題。國外有關嬰兒的研究發現，即使仍在襁褓中的嬰兒，若有充分的手足活動與玩弄各種玩具，將能在發展上得到很大助益。在嬰幼兒成長過程中，若有過度刺激或活動環境受到剝奪，都會養出過動兒。家庭環境中有飲食不當的問題，另一項可能引起過動兒的原因則由食物所致，食物中若含水楊酸鹽過多，會導致兒童過動症。另有學者認為這類兒童是因為他們對其生活環境中，某些特殊物品（如花粉、塵埃、牛乳、食品添加色素等）的敏感反應有關。最後這點即是專精過敏的醫師及本文有興趣的地方，醫學研究發現，過敏症除了表現在皮膚或呼吸系統以外，過敏甚至可能進一步造成兒童的過動症。小兒科醫師指出，過敏兒出現過動的機率為一般兒童的近三倍。國外研究也發現嬰幼兒時期曾有異位性皮膚炎的小孩，在十歲左右出現情緒問題的比例較高，若有皮膚炎合併氣喘且導致睡不好的情況時，兒童出現情緒問題（長大後用過動來表現）的機率會高出同年齡兒童兩倍。

081 勿把「馮京」當「馬涼」

感冒雖是鍛鍊免疫力的好方法，但長期沒好的感冒易與呼吸道過敏相混淆，應儘早尋求專業醫師來解決真正的問題。

　　標題所指的「馮京」是**過敏**；而「馬涼」則為**長期不癒的感冒**。我們與各式各樣的生物包括病毒、細菌、黴菌、寄生蟲生活在一起，難免會受到這些微生物的寄生（即感染 infection）。絕大多數人能從感染中逐漸痊癒（不管有無藥物輔助），但少數人卻有「反覆感染」的問題，這有兩種可能，一是多次的感染「無縫接軌」；二為病人的感染期較長、病症表現較嚴重。這些都與人體的免疫力有關。

　　首先要講的是，人體第一道抵禦外來微生物入侵的免疫防線是最常與它們接觸的呼吸道黏膜、表皮膚，顯而易見，受傷流血的傷口比完整的皮膚更易受到感染；紅腫或受傷的鼻腔、鼻竇和肺支氣管的黏膜，為這些微生物帶來容易入侵的機會。所以本文想表達的重點即在此——假如您整年不斷地接觸吸入性過敏原如塵蟎、灰塵、寵物皮毛屑、黴菌孢子等，則您的呼吸道黏膜可能早已「殘破不堪」，也增加了微生物入侵的感受性。免疫系統不會「坐以待斃」，在忙著應付外敵的同時，也加重了「豬隊友」先前傷害的負擔，如此交互的惡性循環下，反覆感染又不易痊癒也是「剛剛好」而已。

　　最常見的微生物感染是由病毒所造成的呼吸道病症（即俗稱的流感或一般的感冒、「著涼」），小兒科醫師表示，台灣的嬰幼兒在一到三歲間，平均一年可得到十次以上感冒，典型的症狀持續 5　10 天。如果小朋友每年得到感冒的次數與發病天數低於上述平均值且不需要使用抗生素來治療即可改善，通常這不是令人擔心的事。因為，微生物及其不同病毒型、菌株無所不在，人體若不親自接觸（感染），免疫系統將不會「認識」它，

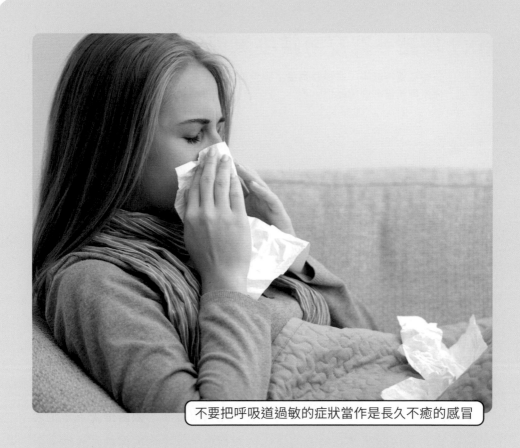

不要把呼吸道過敏的症狀當作是長久不癒的感冒

也無法提供下次遇到時的保護力。因此，醫師及微生物及免疫學者認為小朋友經常感冒不是壞事，反而有利於鍛鍊免疫力，靠自己的力量平平安安長大。

從微生物免疫學回歸到過敏學，醫師說，許多人不容易搞清楚持續數週的鼻塞、打噴嚏、鼻涕不停、咳嗽、胸悶等症狀到底是因為一般感冒還沒好或鼻竇炎還是來自過敏性鼻炎、氣喘，有經驗的醫師即使不靠過敏檢驗也能依問診及理學檢查分辨出是過敏抑或感冒不癒（前文有多處提到此事，例如可參見 124、125 頁）。總而言之，不要自己當醫生、「錯把馮京當馬涼」，趕快就診，讓專業的醫師來解決真正的問題。

082 身體一直反覆感染需要看醫生嗎？

有關反覆性感染，最重要的是了解免疫缺損形成的原因以及正確的診斷。過敏免疫專科醫師會協助您。

　　上文提到，一般健康的人常會受到微生物感染而引起鼻竇炎、中耳炎、肺炎等，更遑論免疫力不好者。不同的是，他們受到感染而生病的機會與頻率比正常人較高、較嚴重且容易有併發症。醫師指出，大部份免疫力不好的人常有身體特定部位如肝臟、心臟、腦、骨頭或關節，這些地方是正常人較少出現的「好發部位」；而且也常有反覆感染及非使用抗生素治療不可（還不一定治得好）的情形，此時，應儘快就醫，特別是要掛「免疫科」。

　　不要說一般民眾，就連醫界也想問：「到底如何評估幾次的感染屬於不正常？」過敏免疫專科醫師說，他們常以抗生素的使用頻率做為重大感染的指標。青壯年及免疫系統正常者很少需要用到抗生素，至於幼童則不一定，例如，臨床上常見有幼兒因反覆中耳炎接受多次的抗生素治療，並不一定是有免疫缺陷，必須由過敏免疫專科醫師來仔細診斷是否為過敏或局部解剖結構尚未發育完全、先天性異常。所以，也許對五歲以下的小朋友來說，耳朵經常、反覆地感染還算正常，但在大朋友或成人則是明顯地反常。醫師常以下列指標來判斷病人是否為「感染頻率」過高者。一、一年內有兩次以上的肺炎。二、每年三次以上的慢性、細菌性鼻竇炎。三、兩、三歲以上的幼童每年有四次以上的中耳炎。四、需要使用預防性抗生素來降低感染次數。五、成人每年需要兩次或兒童四次以上的抗生素治療。如果有上述任何一項，醫師將會考慮是否需要做進一步免疫功能的評估。如果確定為免疫缺損，早期治療可以防止感染所導致的併發症以及避免其他更嚴重和更難以治療的感染。包括口腔或皮膚的持續性黴菌感染、長期

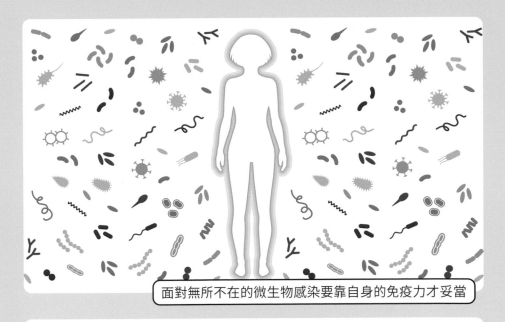

面對無所不在的微生物感染要靠自身的免疫力才妥當

各種免疫細胞

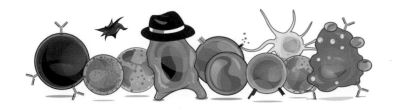

由左至右：B 淋巴細胞、嗜酸性球、血小板、嗜中性球、巨噬細胞、T 淋巴細胞、單核球、天然殺手細胞、樹突細胞、嗜鹼球、肥大細胞

的腹瀉或持續性的咳嗽。

有關反覆性感染，最重要的是了解免疫缺損形成的原因以及正確的診斷。一旦正確地診斷出免疫缺損，醫師能提供完整的治療使免疫缺損的情況獲得改善，例如可以靜脈注射免疫球蛋白，這能補充身體無法製造的抗體。其他專業方法可降低感染機會和加強免疫系統功能。

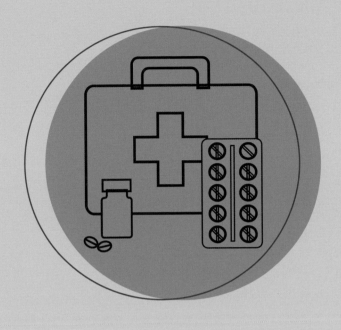

柒

抗過敏療法

083 過敏能治得好嗎？

過敏病雖然無法治癒，但可完全控制到不再發生臨床症狀。成效好不好，取決於病患及家人是否能與醫師好好合作！

　　我相信有許多病人或病童的家長會這麼問醫師：「過敏病既然是體質遺傳，那到底能不能治得好？」醫師通常會如此回答：「雖然無法治癒，但可完全控制到不再發生臨床症狀。至於成效好不好，取決於你們是否能好好地合作！」另外，專精過敏的醫師也指出，治療過敏前您必須了解到一、**認知**：找出過敏的真正原因。二、**和解**：光以吃藥來抗過敏並非萬能。三、**整合**：可體驗營養醫學的抗敏奇蹟。

　　一般說來，可將過敏發作的誘發原因分為兩大類。首先，**過敏原**（最重要的是居家環境中的塵蟎、室塵、蟑螂、寵物皮毛屑以及易過敏食物）、**空氣污染物**（二手菸、化學刺激物及懸浮微粒 PM 2.5）以及**呼吸道病毒感染**等可直接誘發過敏發作。要預防這類過敏的誘發，必須要靠自己小心避開過敏原及空氣污染物才行。另一則屬於**加重過敏發炎的因素**，如溫濕度的劇烈變化、吃冰冷食品、激烈運動以及精神情緒不穩定等，會對早已存在之過敏發炎且已有高度敏感的器官（如支氣管）平滑肌，造成暫時性的收縮反應。此類誘發，只要慢性過敏炎症受到醫師妥善的診治而獲得改善後，即可不再受這些因素的影響。也就是說，當病人的過敏炎症持續穩定後，即使天天吃到冰或參加鐵人三項都不會受到影響而病發。

　　因此，專精過敏診治的醫師認為，有關幼兒常見的過敏病如異位性皮膚炎、過敏性鼻炎、氣喘等的處置。除了適當使用抗炎藥物或預防性投予和加上必要時的**支氣管擴張劑、抗組織胺、類固醇**或全身性**抗微生物製劑**（治療繼發性感染）外，對病童及家長進行衛教，讓他們了解過敏病的本質（這也是我寫本書的目的），並教導其能儘量改善居家環境，避免或減

過敏原	食物	花粉與昆蟲	藥物與化學物質	動物皮毛屑

過敏症狀	眼睛紅腫	呼吸不順	紅疹	鼻塞、鼻水
	腹瀉	嘔吐	水腫	咳嗽

預防與治療	飲食控制	藥	氣喘吸入器	日常預防

所有與過敏相關的症狀、診斷、過敏原接觸及治療

少與過敏原及污染空氣等的接觸，防止造成皮膚黏膜障壁層的反覆受傷或修復不全，甚至形成不可逆的身體傷害，是現今被視為最佳的過敏治療方法。

084 過敏常用藥　抗組織胺

組織胺存在於各器官黏膜上的肥大細胞為主，常因過敏反應被細胞釋出，作用於有接受體的細胞。抗組織胺藥劑透過拮抗 H_1- 接受體的作用，減少組織胺對這些接受體細胞產生效應。

　　在介紹抗過敏常用藥**抗組織胺**（antihistamine）前，應先了解**組織胺**（histamine）是什麼？其生理作用為何？組織胺是在細胞內經由組胺酸（histidine）受脫羧酶（decarboxylase）催化而來，再由甲基轉移酶（methyltransferase）氧化分解成的最終代謝產物。組織胺主要存在於體內各組織的肥大細胞中，次要地方如血液中的嗜鹼性球及中樞神經的腦細胞。組織胺以肺、皮膚、胃腸道黏膜等處含量較高，此與這些組織中肥大細胞的多寡有關。引起組織胺釋放的主要機轉可分為，一、即發型過敏性休克反應（本書多處提及）二、藥物反應：如鴉片類、聚合物類（polymers）、青黴素等藥物。三、組織傷害：創傷、燒傷、昆蟲咬傷、酷寒環境等。由於組織胺要與細胞上的接受體（receptor）結合才能執行生理作用，目前已發現的組織胺接受體至少有三型，最重要的 H_1 和 H_2 分佈如下。一、H_1 接受體：平滑肌、內皮細胞、腦部。二、H_2 接受體：胃黏膜、心肌、肥大細胞、腦部。

　　組織胺藉由活化接受體（H_3 接受體的活化作用尚未明瞭）來呈現其廣泛之生理作用，分述如下。一、心臟血管系統：1. 引起動脈和大靜脈收縮；擴張微血管和增加其通透性，擴張周邊小動脈，因此可能導致組織胺休克（histamine shock）。2. 增強心臟收縮力和心跳速率。二、平滑肌：引起支氣管平滑肌及胃腸道平滑肌收縮。三、外分泌腺體：促進胃酸、胃液素等分泌；加成胃泌素和乙烯膽鹼所引發的胃酸分泌。四、發炎反應：引起微血管擴張而導致紅、腫、熱、痛等炎症反應。五、組織修復與生長：在高

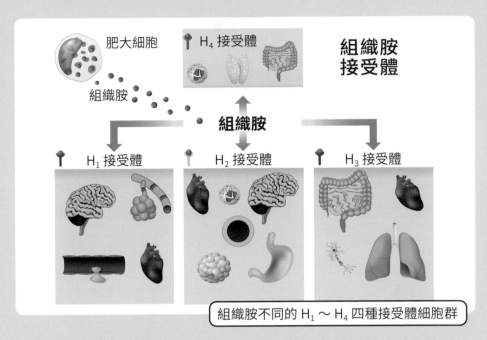

組織胺不同的 $H_1 \sim H_4$ 四種接受體細胞群

度增殖的組織中如肝臟、骨髓，具有很強的組織胺製造能力。六、神經傳導。

　　一般民眾也很清楚，當有過敏病症時（因組織胺對其他細胞的作用），醫師會適時開給您抗組織胺（antihistaminie）製劑來解除不適的症狀。有關治療過敏的藥物，有許多種類可供使用，抗組織胺只是其中之一。至於皮膚過敏，常用的抗過敏藥則有類固醇等，但抗組織胺被視為較安全。抗組織胺在臨床上的使用並不限於解除過敏症狀，其他如暈車等都可以使用（另一類 H_2 則可以用於消化道緩解潰瘍）。

　　抗組織胺藥物，通常是指 **H_1- 接受體拮抗劑**，透過拮抗 H_1- 接受體的作用，減少組織胺對這些接受體細胞產生效應，從而減輕身體對致敏原引發的過敏反應之藥物。

　　內服抗組織胺的可能副作用有抑制呼吸、昏睡（較常見於第一代藥物）、頭痛、失眠、腸胃不適。外用的可能副作用主要是皮膚對藥物反而產生的過敏反應，例如出疹。

085 「美國仙丹」類固醇

過敏是一種長期的慢性病，特別是氣喘，預防發作是重要的課題，而最有效的預防藥物類固醇亦是必須長期使用的。

根據醫師表示，許多民眾一聽到**類固醇（steroid）**就心生恐懼，好像它是一種對身體有毒的東西。其實，類固醇是被「污名化」了。類固醇當初是被發現存在於人體內，是一種**固醇（sterol）**的基本結構與總稱，如多種人體生理激素像膽固醇、睪酮素（testosterone）、皮質醇（cortisol）等。以皮質醇來說，這是腎上腺天天都會製造分泌的一種荷爾蒙，人體少了它，許多細胞生理功能將無法維持。

當我們研究清楚類固醇的化學結構式後，一定會採人工合成的方式大量製造，即是俗稱的「美國仙丹」。無論天然或人工製藥（人工合成不是原罪）的類固醇，都能消炎且加速細胞功能的恢復，以及保持人體細胞內的各種水份或電解質的平衡，使用後立即見到顯著的效果。但任何仙丹妙藥（無論中西醫）只要吃多了或長期依賴，多多少少會有副作用，例如類固醇的副作用有月亮臉、男性化、肌肉粗壯、水牛背、骨質疏鬆……等，因此大家懼怕、排斥類固醇。

過敏是一種慢性病，特別是氣喘，需要「長期抗戰」。預防發作是最重要的課題，而有效的預防藥物類固醇必須長期使用，重點是要在醫師仔細評估投藥方式和劑量下正確使用，才能與副作用取得平衡且避免憾事發生（特別是在成人氣喘及其嚴重的併發症）。可惜！現今一般家長大都無法接受子女長期使用類固醇，總是投機地希望能不能只用症狀改善藥即可，醫師說：「那是沒用的！」

目前治療過敏病的長效或短效類固醇藥物，分為塗抹（皮膚過敏）、噴霧吸入劑（過敏性鼻炎、氣喘）及傳統的口服、注射劑兩類。醫師指出，

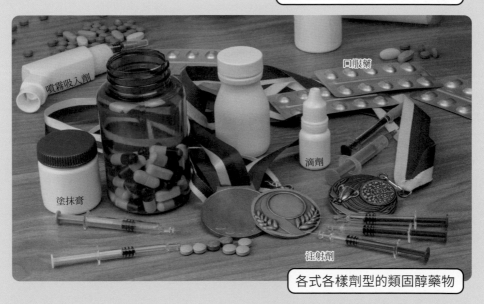

類固醇的基本化學分子結構式

各式各樣劑型的類固醇藥物

以目前醫藥界對氣喘的治療研發來說，藥物已相當進步，氣喘可被控制的很好，但仍有不少人死於氣喘，這很有可能是對藥物不了解或沒有聽從醫師的指示所致。因此，希望病人及家屬都要相信醫生，正確地用藥，不要聽信毫無科學根據的偏方而耽誤病情。

086 氣喘的常用藥物有哪些？

> 氣喘的常用藥物有緩解與控制兩大類，聽從醫師的指示正確使用，不僅可改善
> 生活品質，更可避免憾事發生。

在進入主題「氣喘的常用藥物」前，我想有必要先談談氣喘治療的迫切性。

醫師指出，如果有遺傳過敏體質幼兒所處環境中的致敏因素沒有改善，使得過敏兒的免疫力一直受到刺激，過敏兒會於其體內因遺傳異常的各組織器官如鼻腔、支氣管、眼結膜、腸道黏膜及皮膚等，形成持續進行的過敏反應，並造成組織學上的破壞，最後造成器官組織永久的纖維化與失能。目前在臨床上已證實，即使是輕微過敏性氣喘患者的支氣管上皮內也發現有許多發炎細胞浸潤。此過敏炎症除了會造成呼吸氣道狹窄阻塞以及敏感度大增，支氣管的周圍也會逐漸纖維化。這些發現使醫界體會到氣喘的早期診斷、改善環境以及儘早使用藥物來治療和預防過敏炎症反應持續進行，以遏止病童產生慢性不可逆的組織器官傷害，是迫切需要的。

氣喘治療藥物的使用目的是用來**恢復**過敏反應所帶來的傷害，並**避免**病人產生呼吸道症狀及呼吸氣流阻塞。依據藥物的主要作用可分為以下兩大類。

一、**緩解藥物**：主要是包含**短效型**的**支氣管擴張劑**，這些藥可迅速地舒緩患者的支氣管收縮現象及其伴隨的急性症狀如咳嗽、胸悶及喘鳴。因此該藥又被稱為急救或緩解藥物。常用的支氣管擴張劑有**交感神經興奮劑、副交感神經拮抗劑**和**短效型茶鹼**，其中以 β_2 **交感神經興奮劑**的效果最好。主要作用是藉由放鬆氣道平滑肌來擴張其內徑，以改善或抑制支氣管的收縮作用以及相關的急性氣喘症狀，支氣管擴張劑並不具改善過敏發炎反應以及可降低高敏感度。

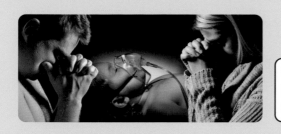

慢性氣喘患者更要聽從醫師指示正確用藥以免憾事發生、親友傷心

破解氣喘迷思

1. 氣喘不單只有「喘」的症狀，慢性咳嗽也有氣喘的可能
2. 妥善使用吸入型類固醇，遵照醫囑，就不用擔心副作用
3. 不能因覺得症狀輕微，擅自停藥
4. 氣喘有可能發生在各年齡層，並不是兒童特有疾病

（資料來源：國民健康署）

　　二、**控制藥物**：這是指一些必須**長時間天天使用**的藥物，可使持續性的病情受到控制並能維持長期穩定。包括了**抗發炎藥物**及**長效型支氣管擴張劑**，抗發炎藥物中特別是吸入式皮質類固醇是目前被視為最佳的控制藥物。抗發炎藥物可以終結氣道的發炎反應，而且有預防和再次壓抑氣道發炎的作用。目前常用的有**類固醇**（療效最佳，兼具預防與治療）、**緩釋型茶鹼**和**白三烯素（leukotriene）拮抗劑**等。抗炎藥物可使氣喘惡化頻率減少、慢性症狀變少、肺功能進步、氣道過度反應降低以及生活品質獲得改善。因此，控制藥物過去被稱為防護藥。值得醫界及病人注意的是，單獨使用β交感神經興奮劑會逐漸加重氣喘病人支氣管的持續性過敏發炎反應，造成支氣管的嚴重傷害及過度敏感，形成慢性持續性嚴重氣喘發作狀態。此時若不明就理仍繼續使用更強效的藥，則病人可能會因發炎或敏感度到達極點，以致受到「最後一次」呼吸道的外來刺激時，無法放鬆而導致病人死亡。

087 吃西藥可以根治過敏嗎？

> 過敏是很難靠吃藥來根治的，只能用較有科學根據的西醫療法以及營養醫學保健來完全控制，像正常人一般好好過活。

在 188 頁「過敏能治得好嗎？」文中，提到過敏雖然無法治癒，但可完全控制到不再發生臨床症狀。在此，我仍要給民眾一個正確的觀念——過敏是很難靠吃藥（無論中西藥）來根治的，只能用較有診治科學根據的**西醫療法**（含藥物和減敏技術）以及**營養醫學**（含中草藥）**保健**來完全控制，像正常人一般好好過活。

顯而易解，當有人疑似過敏病發作時，醫師先靠問診及理學檢查（還不確定診斷為過敏病）即可先幫忙緩解症狀，此時，最方便、有效的就是使用治療用的西藥。事實上，過敏治療西藥的使用目的只有一句話——**緩解症狀**與**抗過敏炎症**，差別只在於醫師要專業評估不同的過敏病症該用那種藥物較合宜，劑量與藥效時間如何？但在醫師的腦海裡絕對沒有「斷根」兩個字。儘管如此，還是應該把治療過敏常用的西藥簡單介紹一下，讓有過敏症狀的讀者或家人能清楚了解。

目前醫界常使用的過敏藥物有**抗組織胺**（參見 190 頁）、各式**類固醇製劑**（參見 192 頁）、**白三烯素拮抗劑**（詳見後文 200 頁）、支氣管擴張劑、肥大細胞穩定劑、抗 IgE 單株抗體等，除了上下文各別有專章介紹的藥物之外，以下談談其他藥物的療效、限制及注意事項。

一、**支氣管擴張藥物**：主要是用於因過敏所引發氣管收縮的氣喘病人身上，目前常用的藥物依機轉及作用時間分成下列幾種。1. **茶鹼**（theophylline；aminophylline）：有口服及注射劑型。具支氣管擴張效果，但有中毒的疑慮，症狀有噁心、嘔吐、頭暈、抽筋、心律不整，如果合併抗癲癇藥物或紅黴素使用，更易引起副作用，醫師會小心。2. **抗乙醯膽鹼**

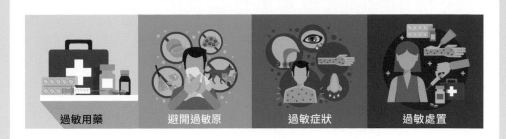

| 過敏用藥 | 避開過敏原 | 過敏症狀 | 過敏處置 |

過敏的西藥治療雖然只是在緩解症狀，但還是要經過醫師專業的評估正確用藥

藥物：以吸入型藥物達到抑制氣管副交感神經作用，產生氣管擴張，通常會合併短效β₂交感神經興奮劑使用。副作用為嗜睡、疲倦、口乾。3. **短效型β₂交感神經興奮劑**：此藥可刺激氣管黏膜之交感神經接受體、擴張氣管，特別是吸入性製劑效果更好。但因為效果快，常遭濫用，以致產生耐藥性，結果愈用愈沒效。副作用為失眠、心悸、手抖。4. **長效型β₂交感神經興奮劑**：藥效可達8～12小時，而且不易出現耐藥性，治療時多半搭配類固醇製劑，可降低類固醇以及β₂交感神經興奮劑的使用量。睡前使用可大幅降低夜間氣喘發作，建議中重度氣喘患者使用。

　　二、**肥大細胞穩定劑**：主要作用是抑制肥大細胞釋放組織胺，藥物的作用緩和。現常用兼具抗組織胺作用的酮替芬（ketotifen），主要做為抗過敏的輔助用藥。

　　三、**抗 IgE 單株抗體**：此藥由中研院張子文教授所研發，台灣健保於2008 年核准樂無喘 Xolair® 使用，可用於十二歲以上、傳統藥物治療無效的中重度氣喘患者。經由皮下注射，去拮抗體內的 IgE，使肥大細胞不會活化而釋出過敏發炎物質。不過，此拮抗 IgE 的單株抗體製劑對急性發作的氣喘並無療效。

088 從中醫的觀點來看過敏病的治療

> 中醫將過敏體質分為肺氣虛、肺脾氣虛、腎氣虛及肺熱型。欲服用中藥草來調整體質並無不可，但要注意藥草受重金屬污染的問題。

我們若是順著上文談下來，既然西醫無法根治過敏，應該有不少患者都會興起一個「藉由歷史悠久的中醫療法來調養身體」的念頭，相信許多人早已有尋求**中醫抗過敏**的經驗。

根據有豐富營養醫學經驗的耳鼻喉科名醫劉博仁醫師指出：一般中醫常將過敏體質分為「肺氣虛」、「肺脾氣虛」、「腎氣虛」及較少見的「肺熱型」。若是肺氣虛，可使用玉屏風散、合蒼耳子散或桂枝湯來調理；如果是肺脾氣虛，則以補中益湯、參苓白朮散來治療；又或腎氣虛的體質，應以金匱腎氣丸來補肺溫腎；少見的肺熱型，則應以辛夷清肺湯來舒清肺氣。

有關中西藥的差別，一般粗淺認為，西藥大多屬於人工化學合成；而中藥則是提煉自天然藥草，且使用中藥來調理身體較無副作用。但所謂的天然草藥也是「藥」，中醫師也必須了解藥草萃取物的藥理學、動力學及代謝機制，才能確保患者長期吃這些中藥不會產生什麼副作用。由於衛福部和消基會年年對市售的藥草做重金屬的檢測，結果每次都發現有鎘、鉛、汞等重金屬污染的情形，因此，如果您想以中藥來治療過敏病，務必要正視長期服用中草藥所受到污染重金屬滯留於體內的風險。

另外，盛傳「**三伏貼**」也能治過敏？**三伏貼**是指在一年中最熱的「頭伏」、「二伏」、「三伏」這三天，以多種中藥材調劑成小藥丸，然後貼在背部的幾個重要大穴上六至八個小時。其實，不只是患者，就連中西醫界都很想知道三伏貼到底有沒有辦法徹底治好過敏？根據現今的研究，發現三伏貼適用於老人及兒童，如果能持續三到五年以上，同時佐以內服中

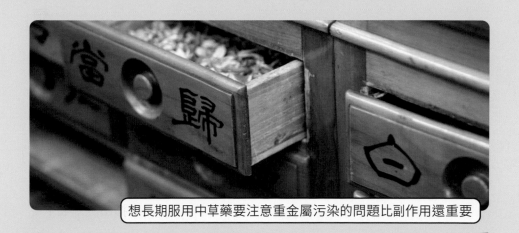

想長期服用中草藥要注意重金屬污染的問題比副作用還重要

從中醫觀點來看，擁有過敏體質的人，在肺、脾、腎有虛損或功能失調的問題。

肺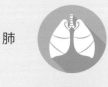

脾

腎

若有鼻過敏體質，平時可按壓合谷穴、迎香穴，可以稍微減緩症狀。

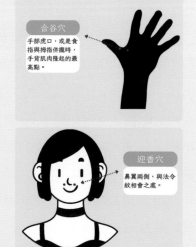

合谷穴
手部虎口，或是食指與拇指併攏時，手背肌肉隆起的最高點。

迎香穴
鼻翼兩側，與法令紋相會之處。

藥調理，過敏體質和氣喘症狀的改善率可達八、九成。但要先確認自己是否有因藥物刺激所產生的皮膚過敏或藥疹的問題。

089 緩解氣喘用藥　白三烯素拮抗劑

白三烯素拮抗劑可以對抗白三烯素對氣道平滑肌的作用，使病人的氣喘症狀與肺功能獲得改善，緩解氣喘的急性發作。

白三烯素（leukotriene；LTC4）是由花生四烯酸（arachidonic acid）所衍生而成，是存在於肥大細胞、上皮細胞和嗜酸性球顆粒內的一種參與過敏發炎反應的脂類介質。具有強力的生物化學活性，可造成氣道平滑肌收縮、增加微血管通透性、增加黏液的分泌，並且可吸引及活化過敏發炎細胞趨化並滯留於氣喘病人的發炎氣道處。

而**白三烯素拮抗劑**（或稱為調節劑 modifiers），可以拮抗白三烯素對氣道平滑肌的作用，緩解氣喘症狀。目前有三種口服的白三烯素拮抗劑，如 Zafirlukast（藥品名：雅樂得 Accolate®）、Montelukast（藥品名：欣流 Singulair®）及 Zileuton（藥品名：齊流通 Zyflo®）。雅樂得與欣流均為白三烯素接受體的拮抗劑。雅樂得製劑分為 20 mg 錠劑供大於十二歲的氣喘病人使用，及 10 mg 錠劑供七至十一歲的氣喘病兒使用，每日兩次不可於飯前一小時內和飯後兩小時內服用。欣流製劑分為 10 mg 錠劑供大於十四歲的氣喘病人使用，和 5 mg 嚼劑（chewable）供六至十四歲的氣喘病童使用和 4 mg 嚼劑供二至五歲的氣喘病兒使用，每日一次於傍晚服用。至於齊流通 Zileuton 是一種 5-lipoxygenase 的抑制劑，目前台灣尚未引進。

白三烯素拮抗劑的使用會使得病人的氣喘臨床症狀與肺功能獲得改善，可減少氣喘的急性發作（與抗組織胺合併使用時效果更佳），進而減少支氣管擴張劑與類固醇的使用頻率，以及可部分降低氣道的過敏發炎反應。此藥也具有支氣管擴張作用，其效果約為 β_2 交感神經興奮劑的一半，但合併使用時，其支氣管擴張作用卻有加成效果，由此可知此兩類藥物的支氣管擴張作用機轉並不相同。

白三烯素的化學分子結構式

　　健保可以給付雅樂得和欣流用在輕度持續性氣喘患者身上，但此類藥物對急性過敏發作緩不濟急，大多用來保養和預防（於氣喘治療的正確使用定位上，目前仍在評估中）。白三烯素拮抗劑的副作用主要為當使用雅樂得超過建議使用劑量 20 mg 一天兩次時，有些病人會產生肝功能異常。極少數本來須使用高劑量噴霧吸入或口服類固醇的氣喘病人，當使用了雅樂得或欣流而減少了類固醇的使用劑量後，會產生類似血中嗜酸性球明顯增加的嗜酸球性血管炎以及心臟衰竭。

　　另外，有趣的是，熟知這些生理機轉的營養醫學專家都知道，魚油（EPA、DHA）或亞麻仁籽油（ALA）含有歐米茄 -3 多元不飽和脂肪酸，也具有拮抗白三烯素的作用。所以，過敏患者長期食用魚油或亞麻仁籽油，也有類似此藥物緩解過敏症狀的效果。

090 什麼是減敏治療？

減敏治療乃是指長期、規則性地皮下注射確定的過敏原，逐漸改變體內的免疫反應，藉以減低敏感度讓過敏症不再復發。

　　雖然沒有什麼中西藥可以根治過敏病，但從百年前發展至今的一種「傳統」療法宣稱可以根除一些過敏病（特別是指過敏性鼻炎和氣喘），那就是**減敏療法**或稱為**免疫治療**（immunotherapy）。最早是英國醫師能恩（Noon）與弗里曼（Freeman）於 1911 年，為了治療一位花粉症病人所採用的一種療法。他們將容易引發患者過敏的禾草花粉逐量、逐次地注射到病人體內，結果這患者慢慢不再對花粉過敏了。

　　經常聽到病人家長如此問醫師：「聽說減敏療法蠻有效的，您能幫我的小朋友做減敏治療嗎？」所以，我們想要問，何種病人適合做減敏治療？由於減敏治療對醫病雙方來說，都是很花時間、花精神，需要耐心與毅力的特別療法，病人及家長應評估無論在主觀或客觀因素下能否配合療程，才決定要不要做。

　　時任台中澄清醫院耳鼻喉科劉博仁主任曾如此告訴我，臨床上執行減敏治療，乃是指長期、規則性地皮下注射確定的過敏原（如塵蟎），逐漸改變體內的免疫反應，藉以減低敏感度。免疫學理上是沒問題，但實際執行上要解決許多問題才可行。記得我回答他：由於過敏原無所不在，尤其是吸入性過敏原，很難避免。雖然認識了過敏原也努力做好環境控制，並已適當地使用藥物，病症仍然無法使改善。經由過敏原檢驗或皮膚試驗找到明確的過敏原後，這時病人就應該來找主任，請您把該過敏原純化製劑打入體內，讓病人自己漸漸培養出對抗過敏原的抗體。

　　減敏治療應由受過**過敏免疫訓練的醫師來操作**。常見使用於受嚴重過敏性鼻炎及氣喘困擾且已深深影響生活或讀書的大小朋友。目前台灣醫界

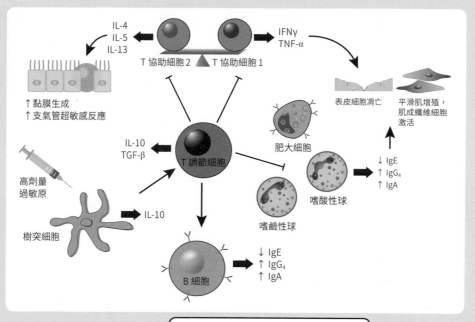

減敏療法改變免疫反應的原理由
www.medscape.com

普遍執行減敏治療之療程是：開始時每週注射一次，往後每次增加之劑量，完全取決於病人之反應程度，如果發生全身性反應，則應減量。以這種方法，一般在八個月左右可達到病人所能忍受之最大量（即超過此量就會引起反應）。然後改爲每兩週注射一次（固定的最大劑量），總共約需三至五年的療程。由於減敏治療是爲使用生物製劑的免疫療法，不像吃藥（類固醇）有所謂的副作用。另外，因注射「減敏針」所引起的不良反應，可從局部到全身性過敏反應如呼吸困難都有，故需由專業醫師來執行。

根據許多醫師臨床執行結果的長期研究發現，施以減敏治療配合環境控制，**對過敏性鼻炎及氣喘的效果最好**，且接受減敏治療時期愈長（例如毫無間斷滿五年），結束治療後，約有七、八成的患者，氣喘不再復發且逐漸不太需要繼續服藥。

091 醫師要如何執行減敏治療才有效？

有過敏免疫專科訓練或診治經驗的醫師，從為病人仔細評估執行減敏療法開始，就已決定了療效。

接續上文，醫師在評估需不需要替病人做減敏治療以及思考要如何執行才會有效？取決於許多因素及一些主客觀條件，簡單介紹於後，以利讀者了解與參考。

一、國內目前除了風濕免疫科外，有接受過敏免疫專科訓練的小兒科或耳鼻喉科醫師，尤其是標榜有「減敏特別門診」，都可以執行減敏治療。患者及家長要想想一些主客觀條件，選擇您信賴的醫師，放心交給他。這裡為何要提到醫師需「接受過敏免疫專科訓練」呢？因為過敏病的診治相當複雜，無論從問診、理學檢查、做檢驗、開藥、評估投藥方式到後續的治療追蹤，在在都需要有臨床過敏診治的經驗，更何況減敏治療是一種花時間、花精神，需要耐心與毅力的「侵襲性」療法，光是評估需不需要做？會不會有效？就是一件大學問。另外，為何減敏治療非得由醫師來親自操作不可？因為減敏治療是把過敏原打入患者體內，這種侵入性的醫療行為一定會有風險的，有些人在打入外來過敏原後，輕則皮膚出現局部反應；嚴重時立發全身性過敏反應如頭暈、喘不過氣、休克等。所以，醫師要在旁待命，注射後至少要等三十分鐘，由醫師評估沒事才可離開。這也是醫師會自我衡量在時間、財物力、人力上，是否能為您做減敏治療？

二、醫師會評估，透過較精準的檢驗是否容易找出並確定重要與次要的過敏原？而市售的過敏原減敏針劑是否能長期備用？以最常做減敏治療的兩大過敏病氣喘和鼻過敏來說，醫師需先精確評估之前各式的藥物治療及衛教是否都無法改善症狀，確定後，執行才有意義。

三、最後是影響減敏療法是否有效的非醫學條件。病人、家屬與醫師

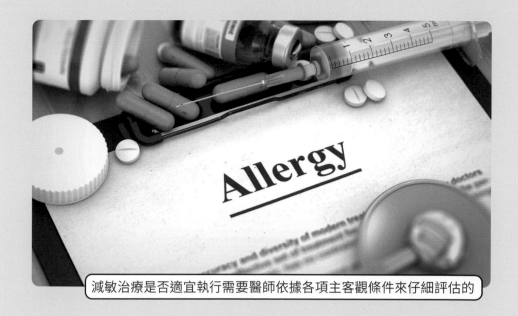

減敏治療是否適宜執行需要醫師依據各項主客觀條件來仔細評估的

！適合減敏治療的患者

1. 已經確定過敏原
2. 已使用藥物治療
3. 已經努力控制、改善生活環境，但症狀仍無法改善。

要溝通：數年間每一、兩週都要來打針且不能中斷；病方的時間能否配合（常見的是夜間門診較可行）？診所或醫院距離的遠近（選擇近一點免舟車勞頓的較好）等因素。有醫師認為，最後這些非醫學的主觀條件常決定了減敏療法的成效，非受迫的前功盡棄，令人扼腕！

092 過敏性鼻炎可使用減敏療法來根治嗎？

過敏病其實是很難根治的。若是您用盡一切努力還是無法完全避開過敏原，用盡一切傳統投藥方法都治不好時，可請醫師評估執行減敏療法的可能！特別是鼻過敏較易執行。

　　從二十年前，筆者在推廣抽血的過敏原檢驗期間，結識了不少中部的耳鼻喉科名醫。有些對鼻過敏診治有興趣且受過專業免疫學訓練的醫師特別愛做「減敏療法」，且成效有目共睹，備受患者其及家長的好評。所以，有民眾也問我：「過敏性鼻炎真的可利用減敏療法來根治嗎？為何某某醫師的『減敏特別門診』生意那麼好？」承襲上文所提，我還是那麼回答：「無論什麼療法，過敏病其實是很難根治的。若是當您用盡一切努力還無法完全避開過敏原，用盡一切傳統投藥方法都治不好時，可請醫師評估執行減敏療法的可能！」

　　讓我來反問民眾：「您是否有想過為何各式各樣的過敏性疾病中，以氣喘及鼻過敏這兩種呼吸道過敏病特別『適合』執行減敏療法？難道嚴重的異位性皮膚炎或腸躁症就不『適合』嗎？」依據我多年的觀察，這可分為兩方面來解釋。

　　一、**就過敏學理上來說**：減敏療法是否可以執行的先決條件之一與過敏原有關，通常是要經過檢查找出**「確定的」**過敏原，且該種過敏原市售有精純的優良注射試劑，因此，以重要和難以避免的**吸入性過敏原**所引起的呼吸道過敏病最為合宜。由於**食物過敏原**不易確定，市售精純的減敏注射試劑不易備齊，加上可輕易靠「經驗法則」避開過敏原的過敏病，似乎沒有做減敏療法的必要。這種情形也出現在氣喘與鼻過敏的比較上，氣喘的發作受到**非吸入性過敏原**（如食物過敏原花生）之刺激誘發的情形比鼻過敏來得常見，鼻過敏百分之九十九都是由吸入性過敏原所引起，因此，

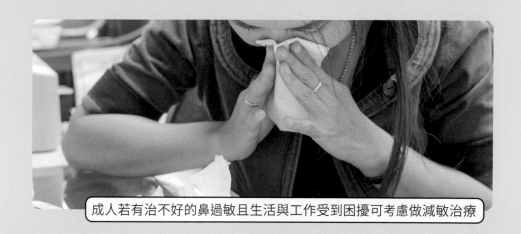

成人若有治不好的鼻過敏且生活與工作受到困擾可考慮做減敏治療

對嚴重鼻過敏的患者執行減敏治療,至少在過敏原確定上較無問題。不過,也要關注所謂的主要與次要過敏原的麻煩。舉個實例,有醫師在執行減敏治療時忽略了次要過敏原(或許是沒做定量的過敏原檢測或皮膚試驗),只有針對塵蟎這個主要過敏原執行持續的減敏注射,後來發現效果不彰的原因不是塵蟎的減敏療效問題,而是在治療期間患者又一直接觸當初醫師沒找出的花粉和黴菌。因此,現在也常聽聞醫師在經過精準的過敏原檢驗找出 Sp. IgE 數據最高的前兩、三項同時打減敏針的作法,一勞永逸。

　　二、**就執行務實面來說**:前文提到,常見是受嚴重**過敏性鼻炎**及**氣喘**困擾且已深深影響生活或讀書的大小朋友才接受減敏治療較好。那為何鼻過敏的人比氣喘多呢?我認為可能有幾個原因,一是有嚴重鼻過敏的患者以十五歲以上的成人為主,其吃藥不會好的症狀深切影響了生活、工作表現(收入)與升學(壓力)而不得不做,而且請成人長期每週一次來打針較易配合。另外則是氣喘以幼童較常見,長大後會有生理結構的自癒;氣喘一般治療的方式很多樣化,效果也比鼻過敏好,減敏治療的需求沒那麼殷切;最後則是要家長及**病童**配合長期每週一次來打針,執行面上困難度較高,因此通常都不建議氣喘做減敏治療。

093 抗免疫球蛋白 E 生物製劑

anti-IgE 抗體製劑，能中和 IgE 同時具備抑制 IgE 生成的潛力，經證實可用於治療氣喘和過敏病。

近年來，台灣的生物醫學產業蓬勃發展，許多技術層面也享譽國際。本文要提的抗免疫球蛋白 E（anti-IgE）生物製劑是一種可針對過敏抗體 IgE 起結合作用的單株（monoclonal，表專源性、純化度高）抗體。由中研院特聘研究員張子文教授實驗室所研發的單株抗體 8D6，後經證實可用於治療氣喘和過敏病，是一種生技藥物。

講到這種抗 IgE 單株抗體製劑，不得不又要複習一遍有關過敏病的「即發型過敏反應」。氣喘等過敏病的致病機轉與 IgE 脫離不了關係。IgE 在組織黏膜上會與肥大細胞或嗜鹼性球表面、具高親和力的接受體結合。當過敏原進入人體，一旦與肥大細胞表面的 IgE 抗原接合端結合，起動細胞反應，顆粒裂解，釋出組織胺及其他發炎物質，引起過敏反應，導致氣喘、過敏性鼻炎以及蕁麻疹等。根據統計，氣喘與過敏正困擾著全球 10 ～ 20 ％ 的人，估計過敏藥物的市場規模可達 260 億美元，臨床上大多以抗組織胺藥、支氣管擴張劑、白三烯素拮抗劑和皮質類固醇等小分子藥物為主，治療效果有限。而中重度患者需長期仰賴高劑量的類固醇，會造成免疫系統損害等嚴重的副作用。因此，安全性高、療效佳的 anti-IgE 抗體因應而生。目前全球被核准用於治療氣喘及蕁麻疹的 Xolair®，2013 年全球營收已高達 15 億美元，預估今年市場將持續成長。

張子文教授是國際免疫學權威暨過敏疾病專家，同時也是 anti-IgE 抗體療法的發明人，8D6 代表其多年研發的一項成果，嘗試對於氣喘和過敏提供比 Xolair® 更好的療法。Xolair® 主要作用機轉在於中和 IgE；而在臨床試驗證實的 8D6 單株抗體，針對 IgE 之親和力較 Xolair® 更高；在作用機

anti-IgE生物製劑8D6之四種抑制IgE的作用原理

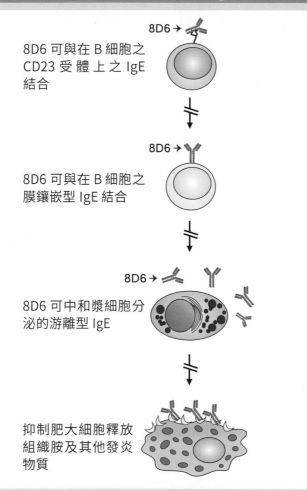

8D6 → 8D6 可與在 B 細胞之 CD23 受 體 上 之 IgE 結合

8D6 → 8D6 可與在 B 細胞之 膜鑲嵌型 IgE 結合

8D6 → 8D6 可中和漿細胞分 泌的游離型 IgE

抑制肥大細胞釋放 組織胺及其他發炎 物質

筆者個人認為以第四種（最下側）最為重要，在於當原本體內的肥大細胞已被 IgE 致敏化後，當過敏原還未接觸到細胞上的 IgE 前，8D6 先把這些細胞上 IgE 的抗原接合位占用，不讓它有機會與過敏原結合，就不會造成後續的釋出化學 介質作用，也不會有過敏反應了。

轉上，除了可以中和 IgE，又可同時具備抑制 IgE 生成的潛力。因此，具 多重藥理機制的 8D6 與 Xolair® 顯著不同，具備比現行 Xolair® 更優越的治 療效益，甚具臨床應用價值。

094 抗過敏的新選擇 營養醫學

聽從對營養醫學有研究醫師的建議，補充已經證實具有抗過敏的營養素、益生菌或好油，這是一種新選擇。

中國歷史上戰國時代的顯赫人物鬼谷子，為「諸子百家」之一縱橫家的鼻祖，也是位卓越的**教育家**。在他的論述裡經常提到一個思想**「反以觀往，覆以驗來」**，這是在講一個因果關係的改變路徑，從因加以解決，才會改變結果。許多學有專精的醫師都相信，對於過敏病的診治也是一樣——觀往知彼，**找出過敏的源頭**，驗來知已，**診治現有的症狀**，因應調理，**想辦法提升免疫力**。這也就是本章想要表達的，透過專業醫師的指示，營養醫學是可以達成上述的目標。

有過敏體質或已產生過敏症狀的人到底有多少？隨便看看周遭的親友，相信兩個人就有一人曾受過敏病之困擾。隨著人類文明的進步，過敏病跟著大躍進，也造就了醫藥界對於抗過敏療法的持續開發並擁有新穎的觀念。但是問題解決了嗎？當然還沒！目前，醫師常開的藥物仍是以緩解過敏症狀為主，但要談到完全根治，仍有一段距離。現在還有一個問題與健保有關，由於過敏被健保局訂為慢性病，病人也習慣又無奈地一直找醫師開藥，「連續處方籤」一次可拿三個月的藥，省錢又方便。但是問題解決了嗎？有些仁心仁術的醫師常在自省，如果過敏患者能夠降低吃藥的次數，如果有個什麼方法可以減少併發症或不用老是掛門診，不是很棒嗎？

營養醫學（nutrition medicine）的啟蒙雖然很晚，但歷經二十多年來，現已進入主流醫藥界，成為一重要的分支。不過平心而論，真正不趕熱鬧又能一窺門道，而將這門學問發揮在實際與臨床應用上的實不多見。榮獲2009年商業週刊推薦的百大良醫、時任台中澄清醫院中港院區營養醫學門診主任劉博仁醫師，在他的巨著《過敏，不一定靠藥醫》一書中，把「抗

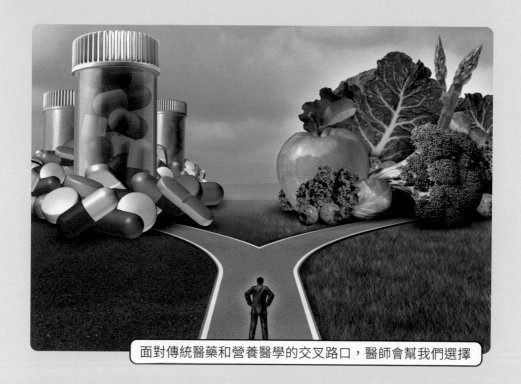

面對傳統醫藥和營養醫學的交叉路口，醫師會幫我們選擇

過敏新選擇─營養醫學的抗過敏奇蹟」闡述的太精闢了，在此，我把它的重點引述如下，希望有興趣的讀者可以去看看。一、改善腸漏症，抗敏就成功一半，而營養處方是益生菌、酵素及麩醯胺酸。二、魚油、琉璃苣油等好油也是減敏大功臣。三、琉璃苣油、沙辣仔油、馬努卡油可以止異位性皮膚炎之癢。四、有效緩解過敏的營養素有鎂、銀杏、維生素 D。五、天然蕈菇類的免疫多醣體也能緩解過敏反應。六、薑黃素及檞皮素是一種特殊的抗發炎營養素。七、對蛋白過敏者也可使用蛋白質胺基酸粉來補充蛋白質。八、氣喘患者也可以補充抗氧化劑如 Q10、白藜蘆醇植化素及維生素 C。九、鋅對改善過敏病的作用很大。十、硒是可抗敏又抗癌的熱門元素。

095什麼是局部減敏疫苗

> 局部減敏療法是經口、鼻黏膜吸收過敏原的抗原成份，使黏膜產生耐受性。安全性高，已有舌下劑及口服錠試驗成功。

減敏療法（hyposensitization therapy）與傳統藥物治療過敏最大的不同點，在於減敏治療是唯一證實可以改變過敏體質的療法，也能預防新的過敏症狀在同位患者身上產生（如原本有鼻過敏的人後來也發生氣喘），不像藥物僅能控制症狀而已。

前文提及，傳統的皮下注射減敏療法有其缺點及執行上的限制，但它的免疫機轉確實被證實可降低 IgE 之產生、使體內產生阻斷性 IgG 以及減低標的器官（target organ）對過敏原之反應。雖然過敏患者接受減敏療法的人數日益增多，減敏療法的成效仍滯留在某個層次，無法突破！主要原因是受限於傳統的減敏治療所使用之過敏原不易純化，各藥廠所製造出來的成份不具標準化。也就因為過敏原不夠純，故其濃度不得不提高以達較佳的減敏效果，但濃度太高的注射亦會增加出現過敏性休克的機會。這些缺點過去也曾努力嘗試克服，種種作為的目的是希望減敏注射劑能保有抗原性還同樣可以產生阻斷性抗體，但提升減敏治療之效果有限，因為**試劑純不純**非決定減敏療法有效與否的**唯一因素**。因此，有人轉向研究其他路徑給予的減敏療法。

近年來，局部（口服或舌下）減敏療法漸受歡迎，是經口鼻黏膜吸收過敏原，使黏膜產生耐受性。安全性高，已有舌下劑及口服錠試驗成功。二十幾年來，大規模實驗已能證明舌下減敏療法針對常見的吸入性過敏原能有效降低過敏症狀、用藥量以及就醫次數，對於氣喘及過敏性鼻炎都有功效。緩解過敏的效果在開始治療後的六個月出現，在執行治療後一年的改善最為明顯，療效在停止舌下減敏療法後的五年內仍持續。減敏療法也

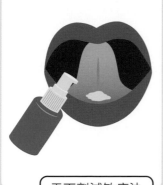

舌下劑減敏療法

台灣現況

目前「舌下錠減敏療法」，透過口服含有純過敏原的舌下錠，使體內產生免疫反應，相較過去的減敏療法，能夠有效降低休克反應，但目前台灣只能用於成人，而且僅用於治療過敏性鼻炎。由於減敏療法是誘發自體的免疫反應，因此還是得經醫師評估，正確使用藥物，才能有效、安全的對抗過敏。

可以預防新的過敏症狀，有過敏性鼻炎的兒童在接受舌下減敏療法後，將來發展出氣喘的比例比只用藥控制的人明顯降低。

舌下減敏療法的作用機轉主要為**口服免疫耐受性**（oral tolerance），也就是說將過敏原含在舌下，過敏原分子被口腔黏膜中的免疫細胞吞噬後產生一連串的反應，最終壓抑過敏性的 Th2 免疫反應，換句話說，漸進式地給予引起過敏反應的物質，讓身體對周遭環境中的過敏原產生適應。舌下減敏療法常見的副作用為口部或是舌下癢感，噁心、嘔吐、腹痛等，大約在 3 6％的孩童中出現。這些副作用都很輕微，至今並未有全身性過敏反應的副作用報告。

這裡所稱為的減敏「疫苗」並非是指傳統微生物免疫學之疫苗（vaccine），而是純化的過敏原成份。重要的過敏原大約數百種，其抗原性都已被確認、克隆（clone）及序列排出來，方便過敏蛋白成份的製造，改變或去除其中某特定之結構，或可只表露出一小段之蛋白鏈。目前可行之技術有**改變過敏原結構；蛋白鏈疫苗；蛋白質片斷、DNA 載體疫苗**及**細菌 DNA 刺激改變**免疫方向等。以上各方法多數獲得肯定的效果，對於過敏病之治療是一大突破。

096 急性眼睛紅癢也可用營養醫學來調理嗎？

改善眼睛紅、腫、癢，首先要先知道過敏原為何？才能從源頭避開，不然可試試「營養醫學處方箋」來調裡。

在讓人頭痛的七大過敏病中，一般人較容易忽略的是過敏性結膜炎（allergic conjunctivitis）。眼科醫師一般把過敏性結膜炎與季節性結膜炎、花粉熱綜合症狀之一劃上等號，急性發作時表現出來的症狀即是俗稱的**眼睛紅、腫、癢**，這時可先稍微局部冰敷，降低眼睛充血情形。醫師常開的眼藥水或眼藥膏，包括有局部抗組織胺、局部血管收縮劑、局部非類固醇性抗炎藥劑、肥大細胞安定劑或是類固醇。投藥次數、劑量及時間長短都要聽從醫師的指示。不過，其中的**類固醇眼藥水**雖然效果快速，卻不可長期使用，否則會造成眼睛抵抗力降低，增加感染機會，還可能造成眼壓上升、青光眼等不可逆的後遺症。

欲改善眼睛紅、腫、癢，首先與其他過敏病症相同的是要先知道過敏原為何？才能從**源頭避開**，這是需要靠抽血的過敏原檢驗才能知道的。只不過，依據我以往的工作經驗，眼科醫師對過敏原檢驗的興趣缺缺（整個中部只有某家區域醫院一位眼科醫師的門診有在做抽血的過敏原檢測），客觀因素大概是知不知道過敏原（有沒有作檢驗）不影響診療，用的緩解藥都一樣，就算知道是花粉、灰塵、黴菌孢子又如何？據我了解，那位會做過敏檢驗（還有個主觀重點是健保要報得過）的醫師，對讓病人知道是哪種花粉、黴菌很有興趣（可能有涉及作研究的企圖？），也常藉此衛教病人認識各樹草，在開花季時能夠避開。我只能稱讚這位醫師對過敏診治的觀念，真是先知又卓越！

最後來談談過敏性結膜炎也是有「營養醫學處方箋」。根據劉博仁醫

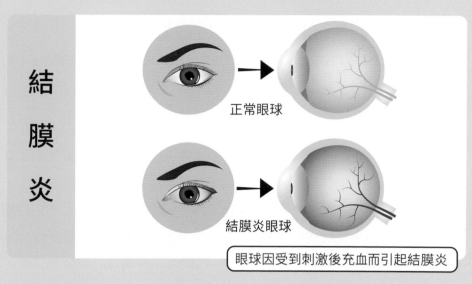

正常眼球

結膜炎眼球

眼球因受到刺激後充血而引起結膜炎

師的大著《過敏，不一定靠藥醫》裡提到有以下。

一、機能性益生菌：每日一百到五百億活菌數，益生菌菌種愈多，協同抗敏的效果愈好。益生菌可以調節腸道免疫系統，降低過敏反應的 Th2 細胞激素，改善腸漏症，並協助肝臟排毒。

二、天然魚油（TG 型式）：每日一千至二千毫克天然魚油，分早晚服用。其 EPA 和 DHA 具有天然抗發炎、抗過敏的效果，可降低眼睛過敏的反應，而且 DHA 是視網膜必要之必需脂肪酸。

三、微量元素鋅：每天二十毫克的胺基酸螯合鋅，可強化肝臟解毒金屬硫蛋白活性，以降低肝臟負荷；減少過敏毒素對身體的激發；活化體內抗氧化酵素 SOD、麩胱甘　、觸攜的表現，提升抗氧化力，能穩定眼球角結膜，降低眼睛過敏反應。

四、維生素C：每天一千至二千毫克，分兩次服用。可以增加抗氧化力，穩定肥大細胞，減少組織胺的釋放。

五、葉黃素及玉米黃素：每天攝取五至十毫克的葉黃素，可以有效預防視網膜病變。

097 如何治療與預防異位性皮膚炎？

除了急性發作的用藥治療外，預防之道是患者若能在日常生活中避開過敏原及環境、衣著、濕熱等刺激因子，並做好皮膚的保濕和保養。

「好癢，都已經抓破皮了！」相信有不少人常抱怨這種令人抓狂的奇癢無比。皮膚上長疹子是一種皮膚病，也會癢，但若反覆發作又有紅腫，而且本身有其他過敏病如鼻過敏、氣喘的人，更有可能是**異位性皮膚炎**發作了。簡單說，就是有遺傳過敏體質者的過敏病症表現於皮膚上，其致病機轉主要為有遺傳過敏體質的人同時遺傳到**「皮膚障壁層」功能失調**，在出生後不久受到環境因子的刺激，先造成**非 Sp. IgE 為媒介**的發炎反應，當皮膚層的通透性增加後，再接觸到過敏性很強的過敏原時，才產生的即發型過敏免疫之皮膚反應。

由於異位性皮膚炎的特徵之一是「異常」的癢，因此，醫師不厭其煩地表示，如何減少病人因為皮膚癢搔抓，防止皮膚進一步受傷的惡性循環是治療異位性皮膚炎的最重要原則。臨床上，治療的處理原則有：一、確定過敏原和刺激因子，並加以避免。二、皮膚的保濕與保養。三、皮膚局部症狀緩解。四、全身性治療。常用的皮膚炎局部治療塗抹劑包括類固醇與非類固醇兩大類，如普特皮 tacrolimus® 及易立妥 pimecrolimus® 藥膏。

除了急性發作的用藥治療外，醫師常說，希望患者能在日常生活中，找出（醫師會幫忙）過敏原及環境刺激因子，而且一定做好的預防工作如下。

一、**避開過敏原**：對居家生活中的過敏原如塵蟎之防治務必要做好。食物方面，除非真正很明顯吃到某食物後短時間內皮膚出現症狀或經醫師確診的過敏原食物，才需限制飲食。較易引起皮膚癢感的油膩、辛辣刺激性食物還是不要碰！

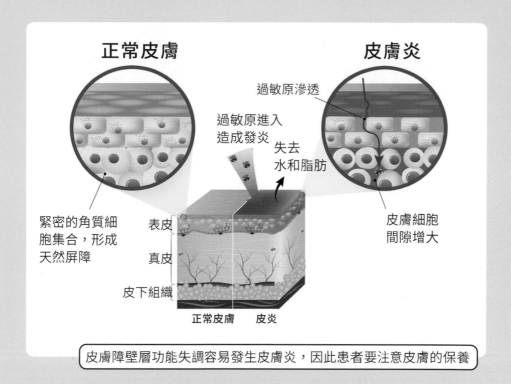

正常皮膚　　　　　　　　　　皮膚炎

過敏原滲透

過敏原進入
造成發炎
失去
水和脂肪

緊密的角質細
胞集合，形成
天然屏障

表皮

真皮

皮下組織

皮膚細胞
間隙增大

正常皮膚　皮炎

皮膚障壁層功能失調容易發生皮膚炎，因此患者要注意皮膚的保養

　　二、**選擇棉絲衣物及剪短指甲**：穿著透氣、寬鬆、吸汗佳的衣服，盡可能在汗濕後隨時更換。剪短指甲或睡前戴棉手套，是要避免不自覺的抓破皮膚。

　　三、**居住環境應保持空氣流通或使用空調，避免悶熱。**

　　四、**避免在高溫潮濕的環境下運動或工作**：大量流汗後最好能立刻沖澡、更衣。

　　五、**皮膚的保濕和保養**：建議輕中度異位性皮膚炎的患者以淋浴為主，且要用不含刺激性的清潔劑。患者要趁洗完澡後的幾分鍾內（皮膚表層的水份未完全乾之前）擦抹含有天然保濕因子的保濕霜或乳液。台灣的氣候濕熱，儘量避免使用油性皮膚保養品。

098 持續很久的蕁麻疹不易痊癒嗎？

治療慢性蕁麻疹最重要的是想盡辦法找出原因，去除各種誘發因子及刺激物，才是治本之道。

　　蕁麻疹也是一種皮膚過敏的現象，它可以發生在任何年紀，來去如風！這是種可由多項原因造成、具癢感的紅色皮膚隆起病變，其個別病徵持續存在的時間通常不會超過一、兩天。當我們指壓蕁麻疹時，皮膚上病灶的紅色會變淺，這表示其基本病理變化乃是因皮下表淺部的血管擴張及水腫所形成。蕁麻疹病灶會在身上所有部位，以任何形狀、大小出現，發生和消退的速度相當快，可持續幾小時或幾天，有時反覆發生持續超過六週，則稱之為慢性蕁麻疹，這樣的情況可持續數月甚至數年之久。另外，有些患者則是每隔一段或長或短的時間就反覆發作一次，帶給病人相當大的困擾。

　　誘發蕁麻疹發作的原因包括有食物、食品添加物、感染、感冒、藥物（如非類固醇抗炎藥物、阿斯匹靈）、昆蟲螫刺、陽光曝曬、飲酒、運動、內分泌異常、情緒壓力以及外在物理性作用。有些人的蕁麻疹誘發因素十分明顯又易見，例如每次吃了草莓或蝦子後，幾分鐘內嘴唇、頭臉耳、四肢皮膚發腫、紅癢。但有些**慢性蕁麻疹**病人的誘發因素則是費盡千心萬苦仍找不出來。

　　治療蕁麻疹最重要的是想盡辦法找出原因，去除原因，才是治本之道。在緩解皮膚症狀方面，最常用的藥物為**口服抗組織胺**（以抗 H_1 型組織胺製劑為主），即使病情在受到控制後長期服用也還算安全有效，如果產生耐藥性，更換其他種類的抗組織胺即可。少數病人必須接受一段時間的**類固醇**治療調整，這是在症狀減至最輕之最低劑量的抗組織胺劑之後，慢性蕁麻疹在醫師專業的調整藥物使用與劑量後，症狀會慢慢獲得緩解，不再造

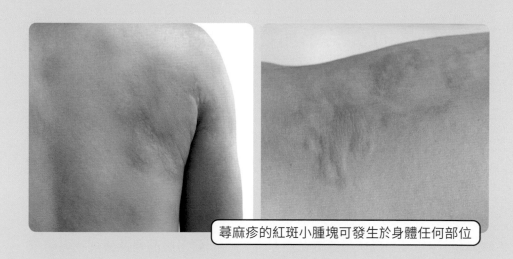

蕁麻疹的紅斑小腫塊可發生於身體任何部位

蕁麻疹典型症狀：

1. 風疹塊（膨疹）：塊狀浮腫，大小不一且不規則的，在全身都有可能會出現。
2. 搔癢感：在腫塊周邊會有搔癢感，並持續一段時間。
3. 血管性水腫：有時候過敏反應會引起深層皮膚的腫脹，常見於眼睛、嘴唇、四肢與上呼吸道，如果影響到喉部周圍，可能會引起呼吸困難。

成病人的困擾。

　　醫師指出，若能照著以下的方法做，可以有效改善蕁麻疹。一、找出誘發因素，包括食物、藥物及其他刺激物，並加以適當地避免。二、正確就診與用藥。三、嚴重發作的病人不用擔心，醫師會適當使用腎上腺素及短效類固醇來治療。四、其他誘發型（如陽光、壓力）蕁麻疹的病人要注意陽光的曝曬及防曬，應穿著輕質、透氣、寬鬆的衣物。五、確實執行日常的皮膚保濕與保養工作（見 217 頁）。

099 恐怖的食品添加物易引發過敏症

無論是合法使用或非法的食品添加物，吃多了，不僅過敏病不會好，累積太多在體內也會造成其他病變，不得不防。

有經驗的醫師在診治過敏病時，當找出食物過敏原且告知患者及家長要如何避開它後，患者的過敏症狀若還是控制不好時，醫師會開始懷疑是不是食品添加物（food additives）惹的禍。由於生活文明了、社會進步了，現今的食品製作也與過去大不同，勢必會摻入添加物來提升食品的保存、外觀色澤以及口感。因應各式各樣食物所研發出來的食品添加物多如牛毛，連記都有困難，遑論要正確避開它。站在健康的立場，根據毒物的研究資料，至少要切記以下所列的**非法食品添加劑**，千萬碰不得。

一、**二氧化硫**：用於食品漂白、防腐。常見於**金針菇、酸菜、果汁、麵條**等。易造成腹瀉、腹痛；呼吸困難、**氣喘**。二、**甲醛**：作為食品漂白、防腐、蛋白質凝固用，常見於**火鍋料、蹄筋、蜜餞**等，為一級致癌物。另外與呼吸不順、**氣喘**、肝腎功能損傷也有關。三、**甲醛次硫酸氫鈉**（吊白塊）：也是漂白、防腐用。常見於**金針菇、洋菇、蓮子、蓮藕、米粉、粉絲**及各種餅皮等，會造成咳嗽、**氣喘**、咽喉水腫、**眼結膜紅癢**、肝腎功能損傷。四、**四硼酸鈉**（硼砂）：用來增加食物的脆度、水份、抗氧化（防止變色）。過去常見於**蝦米、魚板、魚丸、油麵、湯圓、鹼粽**等。易造成腹瀉、腹痛、**皮膚紅腫、氣喘、休克**。五、**螢光增白劑**：常用於**白蘿蔔、洋菇、魚丸、魩仔魚**的增白效果。會造成**皮膚敏感**。六、**人工甘味劑**：甜度為蔗糖 250 倍以上的**甘精**。常用於**蜜餞**。誘發腫瘤。七、**非法人工色素**：鹽基桃紅精，用於醃梅、紅薑、糖果、肉鬆、蛋糕；鹽基介黃，用於黃蘿蔔片、糖果、油麵。引起**眼睛、皮膚刺激**。除此之外，合法使用的添加物（見右頁表）也要注意。

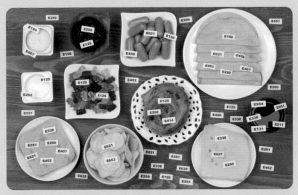

所謂較不健康的食品如香腸火腿，大多是因為它們都含有食品添加物

可能引起過敏的合法食品添加物

大分類	常見添加物	常見添加物
色素	二氧化鈦；銅葉綠素鈉；食用藍色1、2號；食用綠色3號；食用黃色4、5號；食用紅色6、7、40號。	糖果、餅乾、糕點、甜點、油麵、火腿香腸、醃漬物、飲料、保健食品。
防腐劑	苯甲酸、苯甲酸鈉（鉀）；已二烯酸、已二烯酸鈉（鉀、鈣）；丙酸、丙酸鈉（鈣）；去水醋酸、去水醋酸鈉。	包裝食品、乳製品、罐裝食品、油品、保健食品。
漂白劑	亞硫酸鈉（氫鈉、鉀）；過氧化苯甲醯。	脫水蔬菜、澱粉、金針、蝦、冰糖、蜜餞。
膨鬆劑	碳酸氫鈉（小蘇打）；鉀明礬；碳酸胺；碳酸氫胺。	麵包、餅乾、油條、甜甜圈。
乳化劑	脂肪酸甘油脂（蔗糖脂、山梨醇酐脂）；羥丙基纖維素（甲基纖維素）；乳酸硬脂酸鈉（鈣）。	冰淇淋、巧克力、人造乳酪、口香糖、果醬、飲料、調味料。
保色劑	亞硝酸鈉；硝酸鈉（鉀）。	火腿香腸；培根臘肉；魚乾；板鴨。
抗氧化劑	丁基羥基甲苯（甲氧苯）；維生素C（E）。	油品；奶油、乳酪、乳製品；速食麵。
黏稠劑	阿拉伯膠；果膠；紅藻膠；羧甲基纖維素納（鈣）。	湯圓、粉圓；布丁、果凍；燒仙草。
結著劑	多（焦）磷酸鈉；磷酸二氫鈉。	加工肉、魚製品。
殺菌劑	雙氧水；氯化石灰；二氧化氯；次氯酸鈉。	豆乾、豆腐；魚丸、魚漿、肉漿；素雞。

100 我家有過敏兒　要如何照顧？

醫師會依據每位病童個案的過敏病況及家庭生活的情形，教導家長們要如何照顧好過敏兒。

　　許多有過敏診治經驗的醫師都很清楚，除了開藥緩解症狀、做檢驗找出過敏原及其他病因外，衛教才是重要的。衛教的重點內容之一，就是醫師依據每位病童個案的過敏病況及家庭生活的情形，教導家長們要如何好好照顧過敏兒。以下以「通案」方式，介紹一些照顧過敏兒的方法給家長參考（亦可參見本書分散於其他章節的內容）。

　　一、避塵蟎，打造低過敏的生活：無論是因吸入或食物過敏原所造成兒童的各式各種過敏病，只要先去除了室內最重要的過敏原——塵蟎，各種有牽連的過敏病都可獲得改善。較有效也容易做到的防塵蟎方法摘要如下：1. 不要鋪地毯；裝窗簾布、換掉布沙發、彈簧床墊。2. 若無法移除布沙發、彈簧床墊，則必須使用經認證的**防蟎套**。3. 使用**熱水（55℃）**、能**殺塵蟎的洗衣精**及**烘乾機**定期來洗滌枕頭套、棉被套及床單。4. 用**高效能粒子空氣過濾**系統（HEPA）的**吸塵器**，定期清潔地毯、沙發、窗簾及寢具。5. 使用 HEPA 級空氣濾淨器。6. 使用**除濕機**，讓濕度維持在 **50%** 以下。7. 定期**清理空調系統及濾網**。

　　二、注意衣著、做好皮膚的保濕和保癢：應以淋浴為主，且要用不含刺激性的清潔劑。病童要趁洗完澡後的幾分鍾內（*皮膚表層的水份未完全乾之前*）擦抹含有天然保濕因子的保濕霜或乳液。穿著透氣、寬鬆、吸汗佳的純棉或絲質衣服，盡可能在汗濕後隨時更換。

　　三、日常生活做好防護動作（戴口罩、備藥劑），不要排拒學校正常的體育活動（強化體能對過敏兒來說很重要）。

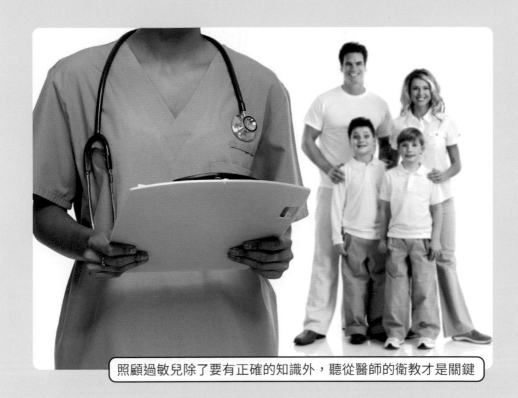

照顧過敏兒除了要有正確的知識外，聽從醫師的衛教才是關鍵

　　四、**聽從醫師的指示，正確用藥**。定期回診，與醫師討論服藥的反應、病況如何、避開過敏原及誘發因子的效果。

　　五、聽從醫師的衛教，了解正確的過敏常識。不要毫無根據地限制小朋友的飲食與運動，**病童也有健康快樂長大的權利，身心健康愉快對病情的改善絕對有幫助。**

　　六、**外出旅遊也不用太擔心**。只要聽從醫師的建議（可參見 118 頁）、備妥藥物，也應讓病童有個美好的經驗與回憶。

　　七、要注意氣候及溫濕度的變化，好好照顧小朋友的生活起居飲食，避免感冒。

101 鼻過敏用外科手科可以根治嗎？

耳鼻喉科的外科處置如洗鼻子、內視鏡微創手術、雷射或射頻手術是有其各自的治療目的，卻無法完全根治過敏性鼻炎。

常聽到我的一些耳鼻喉科醫師好友說，他們有不少鼻過敏的患者經常問他們：「醫師，開刀可以根治過敏性鼻炎嗎？」這其實是個不容易簡單回答的問題。在解釋耳鼻喉的外科處置（手術、開刀只是其一）能否有效治好過敏性鼻炎之前，應先簡單介紹一下鼻腔的構造。

人的鼻腔有個重要構造是由軟骨與硬骨連接而成的骨板，叫做**鼻中隔（nasal diaphragm）**，把鼻腔隔成左右兩側。鼻中隔表面有黏膜、血管及神經，此構造對鼻腔生理及鼻子外形很重要。通常是因為外傷而造成鼻中隔彎曲（偏左偏右或 S 型），原則上，若沒有不適或嚴重影響外觀，倒不需特別去管它，不過，若有反覆鼻出血、鼻塞、頭痛、慢性鼻竇炎時，醫師會評估執行矯正手術的可能。另外，鼻腔外側有三塊突出骨，稱為**上、中、下鼻骨**，撐開鼻孔可看到的是下鼻骨的前端，常被誤會成「鼻瘜肉」。但真正因組織增生而長出的乳白水透樣物瘜肉（原本不該存在），若異常大且合併導致鼻竇炎時，可考慮切掉看看。最後來談談「鼻竇」，簡單說「竇」就是骨頭（顏面骨）內的空腔，與鼻腔相通，可分為上頜竇、額竇、篩竇及蝶竇。鼻竇有其一定的生理功能，包括減輕頭顱重量壓力、說話時產生共鳴、配合鼻腔來調節吸入空氣的溫濕度以及些許過濾功能。

以下簡單介紹常見的鼻子「外科處置」。

一、緩解過敏的不舒服，其實自行「洗鼻子」的功效不錯

如果您有經常性鼻過敏發作合併黃鼻涕的話，可以考慮自己進行鼻沖洗。根據醫師們的臨床發現，洗鼻子明顯可以減少鼻黏膜上過敏原分子及細菌的數量，降低鼻竇炎的機率。即使是在進行鼻炎或鼻竇炎手術後，每

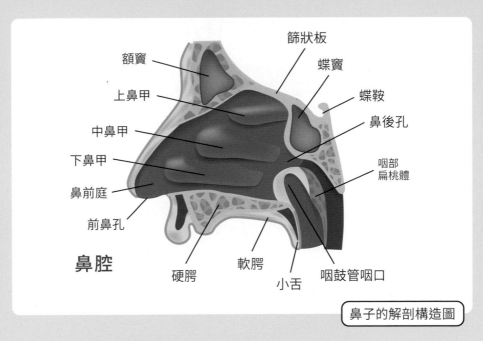

篩狀板

額竇

蝶竇

上鼻甲

蝶鞍

中鼻甲

鼻後孔

下鼻甲

咽部
扁桃體

鼻前庭

前鼻孔

鼻腔

硬腭　　軟腭　　小舌　　咽鼓管咽口

鼻子的解剖構造圖

天洗兩、三次鼻子可降低復發機會。

二、內視鏡微創手術

一般說來，醫師在治療鼻炎時會先以藥物為主，如果都無法改善且患者受到嚴重干擾（打呼、睡眠障礙、阻塞型睡眠呼吸中止症）的話，執行手術是有必要的。鼻腔的手術（您要叫它開刀也可以）一般會採內視鏡微創手術，患者需要進行全身或局部麻醉，醫師會進行矯正鼻中隔，修除部份下鼻甲、打通鼻竇出口，重建鼻竇的通氣及引流，讓患者重新呼吸到新鮮空氣，改善睡眠品質。

三、雷射或射頻手術

針對下鼻甲肥厚，可用雷射或射頻（無線電波）手術，但雷射對鼻竇炎及鼻中隔彎曲的治療無效。

醫師說，可惜的是，上兩項鼻腔手術的成功雖然能讓患者好好呼吸、改善過敏性鼻炎帶來的困擾，卻無法完全根治過敏性鼻炎。

附錄表 過敏免疫學英文名詞註解

英文名詞	註　解	首現
allergen cross-reaction	相類似的過敏原同樣會引起過敏反應。	92
allergens mix Sp. IgE screening	混合過敏原群特異性免疫球蛋白 E 篩檢	86
allergen Sp. IgE	對過敏原有**特異性**的**免疫球蛋白 E**	16
allergic inflammation	**過敏炎症；過敏發炎反應**。因即發型過敏反應所引發後續的組織細胞發炎。	14
anaphylaxis	**全身性過敏休克**。由 Type I 即發型過敏反應所引起的全身性病症。	14
anti-IgE	**抗免疫球蛋白 E 單株抗體**（生物製劑）	208
atopy；atopic	**不正常的反應；異常反應的**。	16
BioIC	**微流體晶片蛋白陣列檢測**。	84
CLIA	chemiluminescence immunoassay **化學冷光免疫分析法**	84
ECP	eosinophil cationic protein **嗜酸性球陽離子蛋白**。由嗜酸性球顆粒破裂所釋出的一種與過敏發炎有關的毒性蛋白。	170
eosinophil	**嗜酸性球**。一類具有多種顆粒的分葉核白血球，主要與寄生蟲感染及過敏發炎有關。	20
FEIA	fluorescent enzyme immunoassay **螢光酵素免疫分析法**	84
hapten	**半抗原**。一種小分子、無抗原性的物質，進入身體後可與蛋白質結合，變成有抗原性，可引起過敏反應。	18
histamine	**組織胺**。存在於免疫細胞顆粒內具有生理作用的化學介質，在過敏反應中會造成組織黏膜的血管擴張及平滑肌收縮。	20
Ig E	五類**免疫球蛋白**之一，名為 **E**。在過敏反應中扮演極重要的角色。	16
Ig G$_4$	五類**免疫球蛋白**之一名為 **G 的次分群 4**。在慢性食物不耐反應中扮演重要的角色。	94

英文名詞	註　解	首現
immunoglobulin；Ig	**免疫球蛋白**。身體裡的一種球狀蛋白，與免疫反應有關，即俗稱的抗體。	18
in vitro	醫學拉丁文，意思是指**體外的、試管的**。	72
in vivo	醫學拉丁文，意思是指**體內的、活體的**。	72
low range IgE	一種測定**臍帶血內低值免疫球蛋白 E** 的定量檢查。	82
MAST	**m**ultiple 多項 **a**llergen 過敏原 **s**imultaneous 同時 **t**est 測定。	84
mast cell	**肥大細胞**。位於黏膜及結締組織上的顆粒型白血球，在過敏反應中扮演極重要的角色。	20
patch test	**皮膚貼布試驗**。將過敏原區隔置於貼布內，再貼在皮膚上三、四天，是一種診斷接觸性皮膚炎最佳的過敏原試辦。	78
perforin	**打洞素；穿孔素**。是一種由細胞毒殺性 T 細胞或天然殺手細胞所分泌的細胞溶解蛋白質。	96
PM 2.5	2.5 微米大小的懸浮微粒。	134
skin prick test	**皮膚（挑刺）試驗**。以皮膚做為「反應場所」的侵襲性過敏原試驗。	78
Sp. IgE；specific IgE	對外來抗原有**特異性的免疫球蛋白 E**。	20

參考書籍和資料

1. Phillip E. Korenblat：Allergy, theory and practice，二版。Saunders 出版，美國；1992 年。

2. Pudupakkam K. Vedanthan 等人：Textbook of Allergy for the Clinician，初版。CRC Press 出社，美國；2004 年。

3. 劉博仁：過敏，不一定靠藥醫，初版十刷。新自然主義出版，台灣；2016 年。

4. 徐世達：過敏免疫關鑑 50 問，初版四刷。文經社出版，台灣；2015 年。

5. 黃瑽寧：從現在開始，帶孩子遠離過敏，初版一刷。親子天下出版，台灣；2014 年。

6. 詹哲豪：健檢報告完全手冊，初版一刷。晨星出版有限公司，台灣；2014 年。

7. 詹哲豪、林琇茹等；微生物學，初版一刷。華杏出版（股）公司，台灣；2010 年。

8. 詹哲豪、林琇茹等；簡明微生物學，七版一刷。華杏出版公司，台灣；2006 年。

感謝以下網站提供參考資料及圖片

www.en.wikipedia.org

www.shutterstock.com

www.health 1.com

www.ucl.com.tw

www.history.vghtpe.gov.tw

www.phadia.com

www.ting-medi.com

www.dclinic.com.ua

www.mmh.org.tw.

www.mch.org.tw

www.gut.bimi.com

www.yumax.com.tw

www.lifetec.com.tw

www.sciencedirect.com

www.baike.com

www.123rf.com

www.nuringcrib.com

www.studyblue.com

www.dmannose.co.uk

www.microscopecompany.co.uk

www.intechopen.com

www.stroke.tw.com

www.52qe.cn

www.nutriology.com

www.faculty.ccbcmd.edu.com

www.jeffreydach.com

www.khoahoc.com.vn

www.blog.nownews.com

www.biowebuwlax.edu.com

www.scq.ubc.ca.com

www.depts.washington.edu

www.stmd.com

www.epochtimes.com

www.big5.cri.cn

www.talk.new.pts.org.tw

www.medphar.com.tw

www.gmallergy.com.tw

www.medscape.com

國家圖書館出版品預行編目資料

過敏知多少：你需要知道的101個過敏知識／詹哲豪
著.──三版.──臺中市：晨星出版有限公司，2022.12
面；公分.──（專科一本通；30）

ISBN 978-626-320-278-8（平裝）

1.CST：過敏性疾病　2.CST：保健常識

415.74　　　　　　　　　　　　　　　　111016054

專科一本通 030

過敏知多少（新修訂版）
你需要知道的101個過敏知識

作者	詹哲豪
編輯	陳銘民
執行編輯	張光耀
校對	張光耀、詹哲豪、陳詠俞
內頁設計	張蘊方
封面設計	Ivy

可至線上填回函！

創辦人	陳銘民
發行所	晨星出版有限公司
	407台中市西屯區工業30路1號1樓
	TEL：04-23595820　FAX：04-23550581
	E-mail：service-taipei@morningstar.com.tw
	http://star.morningstar.com.tw
	行政院新聞局局版台業字第2500號
法律顧問	陳思成律師
三版	西元2022年12月01日

讀者服務專線	TEL：02-23672044／04-23595819#212
讀者傳真專線	FAX：02-23635741／04-23595493
讀者專用信箱	service@morningstar.com.tw
網路書店	http://www.morningstar.com.tw
郵政劃撥	15060393（知己圖書股份有限公司）

印刷	上好印刷股份有限公司

定價 390 元
ISBN　978-626-320-278-8

Published by Morning Star Publishing Co., Ltd.
All rights reserved
Printed in Taiwan

誠摯期待能與你在下一本書中相逢,讓我們一起從閱讀中尋找樂趣吧!

姓名:_____ 性別:□ 男 □ 女　 生日:___ ／ ___ ／ ___
職業:□ 學生　□ 教師　□ 內勤職員　□ 家庭主婦　□ 軍警　□ 企業主管　□ 服務業
□ 製造業　□ SOHO 族　□ 資訊業　□ 醫藥護理　□ 銷售業務　□ 其他_____
E-mail:_____ 聯絡電話:_____
聯絡地址:□□□ _____
購買書名:過敏知多少（新修訂版）
・誘使你購買此書的原因?
□ 於_____ 書店尋找新知時　□ 看_____ 報紙／雜誌時瞄到
□ _____ 電台 DJ 熱情推薦　□ 親朋好友拍胸脯保證　□ 受海報或文案吸引
□ 電子報　□ 晨星勵志館部落格／粉絲頁　□ 看_____ 部落格版主推薦
□ 其他編輯萬萬想不到的過程:_____
・本書中最吸引你的是哪一篇文章或哪一段話呢?_____
・你覺得本書在哪些規劃上還需要加強或是改進呢?
□ 封面設計　　□ 版面編排　　□ 字體大小　　□ 內容
□ 文／譯筆　　□ 其他_____
・美好的事物、聲音或影像都很吸引人,但究竟是怎樣的書最能吸引你呢?
□ 價格殺紅眼的書　□ 內容符合需求　□ 贈品大碗又滿意　□ 我誓死效忠此作者
□ 晨星出版,必屬佳作!　□ 千里相逢,即是有緣　□ 其他原因_____
・你與眾不同的閱讀品味,也請務必與我們分享:
□ 心靈勵志　□ 未來趨勢　□ 成功故事　□ 自我成長　□ 宗教哲學　□ 正念禪修
□ 財經企管　□ 社會議題　□ 人物傳記　□ 心理學　　□ 美容保健　□ 親子教養
□ 兩性關係　□ 史地　　　□ 休閒旅遊　□ 智慧格言　□ 其他_____
・你最常到哪個通路購買書籍呢?　□ 博客來　□ 誠品　□ 金石堂　□ 其他_____
・你最近想看哪一位作者的書籍作品?_____
・請推薦幾個你最常看的部落格或網站?_____

以上問題想必耗去你不少心力,為免這份心血白費
請務必將此回函郵寄回本社,或傳真至（04）2359-5493,感謝!
若行有餘力,也請不吝賜教,好讓我們可以出版更多更好的書!
・其他意見:

407
台中市工業區 30 路 1 號

晨星出版有限公司

-------------- 請沿虛線摺下裝訂，謝謝！ --------------

更方便的購書方式

(1) 網　　　站：http://www.morningstar.com.tw
(2) 郵政劃撥　賬號：15060393
　　　　　　　戶名：知己圖書股份有限公司
　　　　　　　請於通信欄中文明欲購買之書名及數量
(3) 電話訂購：如為大量團購可直接撥客服專線洽詢

◎ 如需詳細書目上網查詢或來電索取。
◎ 客服專線：04-23595819#212　傳真：04-23595493
◎ 客戶信箱：service@morningstar.com.tw